De meno odiosa a Meno Diosa. © María Calixta Ortiz Rivera, 2021
Todos los derechos reservados.
San Juan, Puerto Rico

ISBN: 978-0-578-88456-1
Correo electrónico: meno.diosa@gmail.com
Dirección del grupo en Facebook:
https://www.facebook.com/groups/malditashormonas

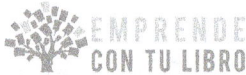

Programa Emprende Con Tu Libro
Mentora en autopublicación: Anita Paniagua
www.anitapaniagua.com

Edición y corrección: Mariangely Núñez Fidalgo
arbola.editores@gmail.com

Diseño gráfico y portada: Amanda Jusino
www.amandajusino.com

Ilustraciones de portada e interior: Anamar Romero
ilustra@anamart.net

Fotografía de la autora: Raúl Romero
raulromerophotography@gmail.com

RELEVO DE RESPONSABILIDAD: Las personas consultadas en este libro fueron orientadas sobre el beneficio social de utilizar sus testimonios, así como la garantía de la máxima seguridad en la protección de sus nombres y la confidencialidad de la información. Por eso usamos nombres ficticios para mantener su anonimato. Las terapistas consultadas proveyeron el relevo para publicar sus nombres y expresiones. La información aquí provista no intenta ser un sustituto de una consulta con su profesional de la salud, diagnóstico o tratamiento. Todo el contenido, gráficos e información es para propósitos generales y no reemplaza la consulta con un profesional de la salud, de la ginecología, de la ginecología, terapista o nutricionista.

De meno odiosa a

Meno
DiOsa

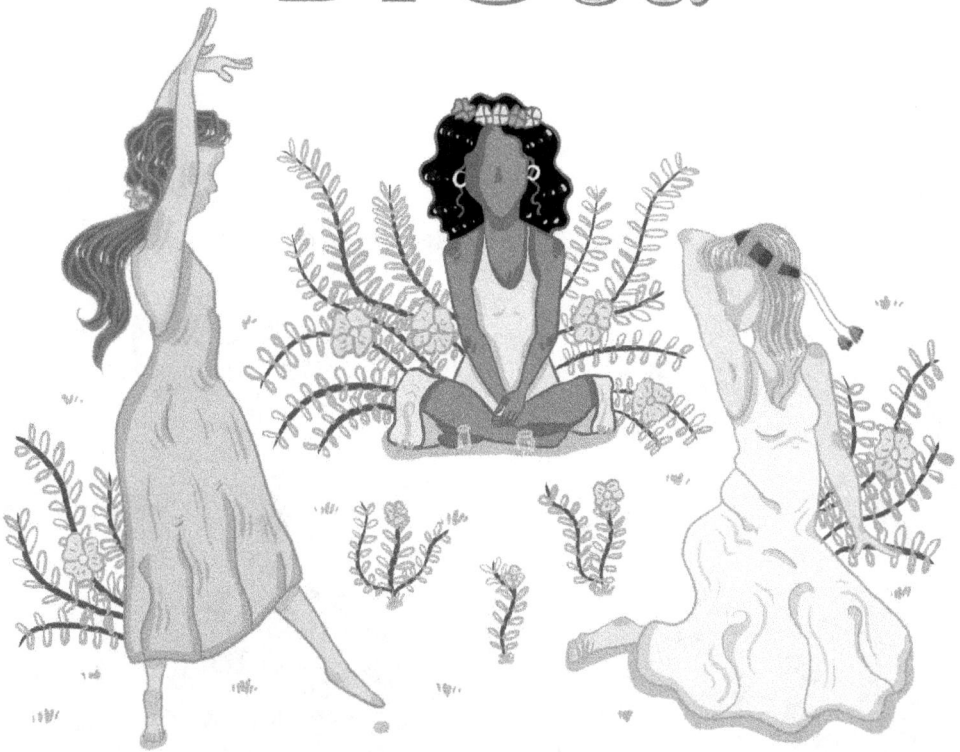

Atrévete a sentirte libre, divina y feliz
en tiempos de menopausia

María Calixta Ortiz

Dedicatoria

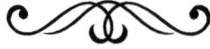

Dedico este libro a las mujeres que compartieron sus experiencias y recomendaciones y me dieron infinita motivación y apoyo para escribirlas... Y a mis tres nietas que serán el futuro de una mujer madura, libre de prejuicios y feliz.

Tabla de contenido

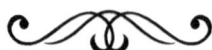

«Ya que no podemos cambiar la realidad, cambiemos los ojos con que vemos la realidad».

–Nikos Kazantzakis, escritor y filósofo griego

Un espacio para la gratitud

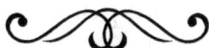

Vivo agradecida de todo lo que me ha tocado vivir y de la abundancia infinita que me llega a diario. Mis pequeños y grandes lujos de visualizar una idea —este libro— y de encontrar las personas correctas —Emprende Con Tu Libro— para llevarlas a cabo.

Todo empezó en unas tertulias con café junto a mi amiga Sharon Torres. Ella fue una oreja grande dispuesta a escuchar de un tema que no le aplicaba por su edad, pero que en solidaridad femenina me permitía hablar. Un día de noviembre de 2018, me dijo: «Creo que debes escribir un libro. Te voy a enviar un enlace de una empresaria llamada Anita Paniagua que te puede interesar».

Comencé a ver los *lives* de Anita e inmediatamente empecé a escribir y a desnudar mi alma para liberar la Meno Diosa que habita en todas. En febrero de 2019, hice un grupo cerrado de mujeres para conocer sus inquietudes. Vaya a estas primeras consultas un profundo agradecimiento.

De manera sincrónica, comenzaron a llegar a mi vida testimonios de mujeres que estaban en el proceso de la menopausia o ya habían salido victoriosas. A ellas va la dedicatoria de este libro. No puedo dejar de agradecerles su desprendimiento al contarme pedacitos de historias que he enhebrado en las distintas secciones del manuscrito. A Janet Olmeda, por darme el primer artículo que hizo clic en mi cerebro y por las horas telefónicas. A Iris Yolanda van Derdys, por querer ser la primera en ojear el manuscrito y por su apoyo sostenido.

En marzo de 2019, tomé el adiestramiento «Emprende Con Tu Libro» con Anita Paniagua; hice cita para describirle mi idea y cumplí con los compromisos de la mentoría. ¡Qué mucho nos reímos! Hicimos de nuestras sesiones, un diálogo de disfrute y aprendizaje mutuo.

Pasé a la etapa de edición con Mariangely Núñez-Fidalgo quien, a propósito, es librana como yo, así que el sincrodestino volvió a poner en mi camino a la persona correcta. Las libranas somos bien equilibradas, nos gusta la belleza en todo, y nuestra afinidad como editoras hizo bien fácil el proceso. Sepan que fue la editora quien pidió editar este libro, así que fue el libro quien la escogió a ella.

Entonces entraron las artistas del círculo de Némesis. Amanda Jusino, la diseñadora gráfica para el libro, y Anamar Romero, la joven ilustradora del equipo de Anita para crear los dibujos de las diosas. En esta etapa fue Amanda quien paraba en seco la rienda suelta de nuestras ideas cuando quería bajarnos a la tierra y darles forma. Anamar se dejó llevar, nos escuchó y con mucha paciencia volvió a ilustrar nuestras ideas. A estas cuatro mujeres gran**diosas** les doy mi más profundo agradecimiento. Dentro del equipo de Anita, incluyo al fotógrafo Raúl Romero –también esposo de esta Meno Diosa– quien ha dado infinito apoyo a este proyecto y plasmó la idea en las fotos.

Así también, destaco nuestra agudeza de seleccionar una prologuista y la certeza de «quién mejor que ella». Lilly García, siempre dijo que sí; hace un año cuando la contactamos por primera vez por email, y, finalmente, cuando le mostramos un facsímil del manuscrito, y presta sacó su hábil elocuencia para escribir el prólogo que engalana este libro.

Con todo mi corazón, agradezco a mi compañero de vida, Benito Pinto, quien es mi pedacito de amor; el que ha estado a mi lado en las buenas y en las malas de la meno odiosa; mi relacionista público, mi Ambrosio y mi mayor admirador. A mis hijos Raquel y Gustavo, quienes abrazaron la idea del libro y solo esperan que sea más feliz. ¡Los amo infinitamente!

Y a todos los que se han unido en el proceso para hacer de este libro –después de dos años– una pieza de arte.

María Calixta Ortíz Rivera

Abraza tu Meno Diosa

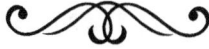

No sé si ya pasaste por la menopausia, si la estás pasando en estos momentos, o si la ves cerca y te está comenzando a entrar la temblequera por todo lo que has escuchado sobre la experiencia de otras mujeres.

Pero qué maravilloso que ahora tienes en tus manos un libro que te va a ayudar a interpretar esta etapa de tu vida desde una perspectiva más completa y, sobre todo, más saludable.

Mi relación con la menopausia comenzó, irónicamente, mucho antes de que me diera el primer *hot flash*. Una compañía farmacéutica me contrató para participar en una campaña de concientización acerca de la menopausia. La campaña giraría en torno al mensaje de que cada mujer es distinta y, por lo tanto, debería consultar con su médico sus síntomas y necesidades, ya que la menopausia se manifiesta de formas diferentes en cada una de nosotras.

Antes de grabar el anuncio, la compañía, muy responsablemente, coordinó una sesión de orientación con un ginecólogo que me dio una clase privada magistral sobre las consecuencias de la pérdida del estrógeno, los diferentes síntomas de la menopausia y las posibles alternativas para manejarlos. Después de todo, si me iba a convertir en portavoz de una campaña, debía conocer algo sobre el tema.

Recuerdo que salí de la reunión con el médico un poco asustada porque me di cuenta de que, con los cambios hormonales y la pérdida del estrógeno, se nos va un poquito la vida. Me preguntaba qué me esperaría a mí cuando me tocara. Pero me tranquilizaba el hecho de que mi madre, quien parió siete hijos, siempre ha dicho que jamás tuvo síntomas de menopausia. La menstruación simplemente dejó de visitarla un día y se acabó. Pensé que, si tenía suerte, me tocaría una menopausia *light* como la de ella.

La campaña tuvo una exposición enorme y el comercial se transmitió por todos los canales. Y de repente, la percepción de muchas mujeres pareció ser que yo era una experta en menopausia. Me paraban en todas partes para pedirme consejos. Una de las conversaciones más memorables se dio en el *food court* de un centro comercial. Yo estaba almorzando sola y esta señora se me sienta al lado y comienza a pedirme sugerencias para la resequedad vaginal que estaba sufriendo y que estaba afectando su capacidad de disfrutar el sexo con su marido. No es la conversación que tú quisieras tener cuando te estás comiendo un *turkey burger*.

Yo le expliqué, lo más amablemente posible, que yo en realidad no era médico ni experta en la menopausia, que solamente participaba en una campaña para orientar a las mujeres sobre la importancia de hablar con su profesional de la salud. La respuesta de la señora fue: «Ay nena, es que a mí me parece que te conozco y siento más confianza contigo que con mi médico». Interesante. No sé, tal vez por su médico ser varón no se atrevía a hablar de ese tema con él. Pero el intercambio me hizo percatarme de cuán perdidas pueden llegar a estar tantas mujeres cuando llega este cambio de vida. En mi caso, cuando eventualmente comenzaron los síntomas, no fueron tan fieros como yo había anticipado. Los calentones sí me duraron años, la piel se ha resecado más, y tengo que cuidarme mucho de mi salud ósea ya que he desarrollado osteopenia y osteoporosis en ciertas áreas de mi cuerpo. Pero nunca padecí de insomnio ni de vértigo ni de otros síntomas que afectaran adversamente mi calidad de vida. Sí tengo que admitir, que el hecho de haber sido orientada para aquella campaña me ayudó a manejarlo todo desde otra perspectiva.

La información es poder. Por eso este libro es tan importante. Cada una de nosotras va a experimentar la menopausia de forma distinta y, al leer y educarnos sobre el tema, vamos adquiriendo seguridad, mayor paz y balance en el proceso. La vida es cambio y aceptar ese cambio y trabajar con lo que tenemos va a hacer una diferencia enorme en nuestra apreciación de la vida durante esta etapa.

Contrario a mi menopausia que resultó ser una *light*, la de mi prima, la reconocida actriz y comediante Marian Pabón, la atacó con todo lo que tenía. ¿Qué hizo ella?

Transformó su experiencia en un espectáculo de *stand-up comedy* que lleva varios años realizando con salas llenas, no solo en Puerto Rico, sino también en Estados Unidos. Porque riéndonos de nosotras mismas también creamos consciencia y le restamos poder al «monstruo».

La menopausia es una experiencia universal. Transformemos esa experiencia a través del conocimiento y la orientación adecuada. Que esta nueva etapa nos deje más fuertes de lo que nos encontró. Y gracias, Dra. María Calixta Ortiz, por regalarnos a través de *De meno odiosa a Meno Diosa* una herramienta de sanación física y emocional.

Lily García
escritora, *coach* de vida y motivadora

*«Aunque me caiga del caballo,
mi escudo siempre arriba».*

-Las amazonas,
mujeres guerreras de la mitología griega

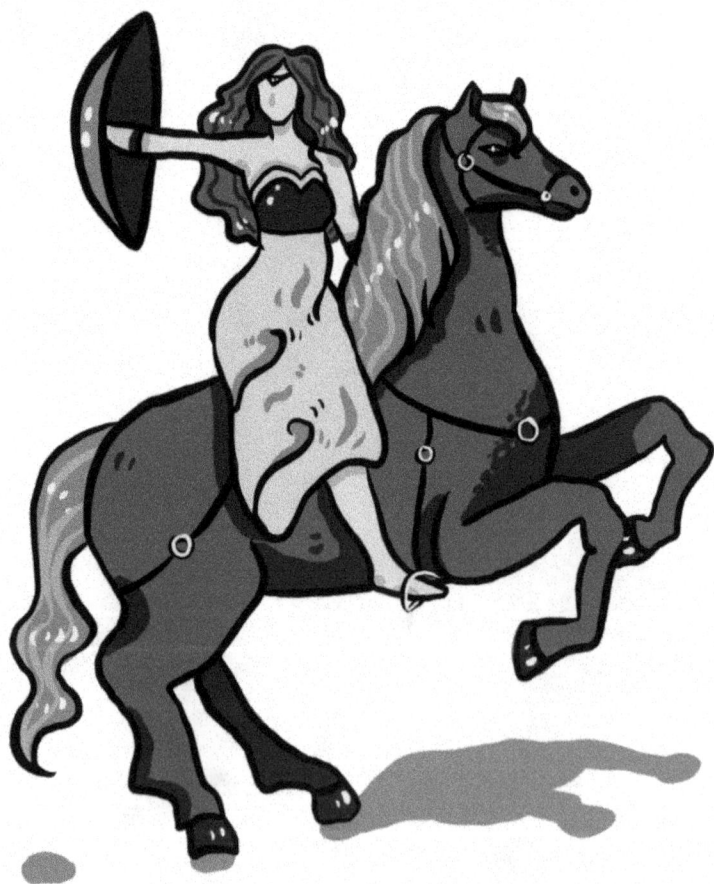

Amazonas en guerra
con las hormonas

Cuando cumplen 40 años de edad, las mujeres deben prepararse para comenzar una de las fases hormonales más ingratas y despintadas de la mujer: la menopausia o la «meno odiosa», porque así se siente. Te invito a que conectes con la amazona que eres y mantengas la expectativa de que algo bueno para ti ha de salir de ahí, aunque no sentirás las mariposas de cuando llegaste a la adolescencia y tampoco la emoción de cuando decidiste ser madre.

Hace unos años atrás entré en una etapa de incertidumbre. Dormía pocas horas y por la mañana, me sentía sin energías ni ganas para lidiar con la vida. Tenía varias señales a nivel físico, falta de concentración mental y un poco de insatisfacción con la vida en general. Me preguntaba si tenía que ver con mi pareja o mi trabajo. Cada análisis me llevaba a la conclusión de que eso no era. He tenido el mejor compañero durante treinta y siete años de matrimonio. Tampoco tenía que ver con mi trabajo, pues llevo ese mismo tiempo en la misma organización, donde hago lo que me apasiona. Ahora miro atrás y sencillamente pienso: *«Bah, era mi cambio de vida».*

Aunque lo sospechaba por algunos síntomas, fue difícil reconocerlo porque no me dio la clásica señal en el ciclo menstrual. En esos momentos, ya mi madre no vivía para consultarla y cuando buscaba respuestas entre mis amigas mayores, no querían hablar del tema. Además, **mi ginecólogo en aquel momento me decía que después que tuviera la menstruación, todo estaba bien. No... no todo estaba bien.** Me visualizaba como una amazona en guerra conmigo misma mientras galopaba con un escudo en busca de la verdad.

En mis noches de insomnio, cuando despertaba a las dos o tres de la mañana y me sentía muy mal, con el celular grababa vídeos para mi hija. Ya intuía de lo que se trataba por todo lo que había estudiado y quería que ella conociera, a través de mí, los síntomas y sensaciones que al principio no se reconocen. Aunque nunca compartí las grabaciones con ella —y hasta las perdí con el constante cambio de celulares— me hablaba a mí misma y me daba cierta paz hablar «virtualmente» con ella.

Hija, aquí estoy otra vez sin poder dormir. A solas, cuando peor se siente y no puedo compartir con nadie porque tu padre duerme. A veces es desesperante... creo que mi cuerpo quiere autodestruirse. Esta no soy yo. Me siento rara...

Quiero que lo sepas por mí para que no te extrañe cuando te pase. Estarás entrando en tu cambio de vida. No dejes que nadie te diga que lo pases a solas; busca con quién hablar y, si nadie te entiende, grábate como yo lo estoy haciendo...

Hay estudios que lo confirman: no vamos a estar conscientes de muchos síntomas que están relacionados con la menopausia. Tiene sentido porque los síntomas de la menopausia son variados y se confunden con otros comunes de otras condiciones y, además, porque no sabemos cuándo exactamente nos va a comenzar. Cada una de nosotras esperaría que un médico especialista pueda reconocerlos y alertarnos a tiempo. Pero a veces el diagnóstico solo llega mediante un análisis de sangre cuando ya es obvio y llevamos tiempo sintiendo y cuestionándonos los síntomas sin asociarlos a la menopausia.

Este libro lo escribí para ti que aún no sabes qué esperar a ciencia cierta de la menopausia. También para ti, que sentiste la misma incertidumbre que yo y no te atreviste a preguntar; que preguntaste y no te quisieron responder; o que te respondieron, pero no te aclararon tus dudas. Al igual que yo, ustedes saben que la menopausia les va a llegar en su momento. Sin embargo, entramos en esta etapa y, aunque hayamos leído tanto del asunto, no atribuimos los síntomas a la disminución hormonal.

He escrito este libro para acompañarte en ese proceso de transformación. En él encontrarás respuestas a muchas preguntas que te habrás hecho o que te estarás haciendo ahora mismo. Hallarás soluciones, sugerencias y alternativas en tu camino de transformación de una amazona en guerra con la meno odiosa a una mujer que abraza el cambio y se convierte en una

Meno Diosa, que descubre nuevos aspectos de sí misma y renueva su vida para disfrutarla plenamente.

Ten bien presente que esta etapa será una transformación poderosa en todos los ámbitos de tu ser, tan maravillosa que no querrás volver atrás. En este tiempo, algo interno nos empuja a la reflexión profunda. Será el proceso de descubrir todo el potencial que tienes para brillar, dejar viejos patrones que te limitan y reprogramar tu mente con acciones afirmativas de lo grandiosa que eres. Cuando aceptes el cambio que ocurre en ti, sentirás una felicidad infinita, algo así como un éxtasis al presenciar la Meno Diosa en la que te has convertido. Te sentirás divina, regia y feliz.

Una **Meno Diosa** está dispuesta a transformarse, sin esperar la aprobación de nadie. Está llena de entusiasmo, hace lo que le gusta, habla sin filtros y con la seguridad de que sus argumentos no dañan a nadie porque lo hace desde el corazón. Está lista para trabajar por aquello que le llena de felicidad. Se aleja de la gente tóxica, incluso de una pareja que no es solidaria en esta etapa. Sabe exactamente lo que quiere y lo que ya no necesita. Busca atesorar momentos, experiencias, viajes e intimidad con ella misma. El tiempo toma una importancia muy especial en su vida; vive en el ahora. Si esto no es lo que toda mujer necesita mucho antes en su vida, entonces, dime qué es. Este es un proceso individual que ocurrirá solo si deseamos encontrar el equilibrio, ser más felices y solidarizarnos con otras mujeres para compartir información, experiencias y apoyarnos.

Soy una en cerca de un millón de mujeres en Puerto Rico y una en cerca de veintitrés millones en el mundo, con edades de más de 40 años que estamos viviendo este cambio. En el plano profesional, soy epidemióloga, ejerzo una rama de la salud pública que evalúa los determinantes, la frecuencia y distribución de las condiciones o fenómenos relacionados con la salud. Fue mientras hacía mi doctorado que descubrí que el tema de la salud de la mujer era mi favorito y culminé con una investigación sobre mujeres con asma en Puerto Rico. Por eso, me emocionó emprender un estudio sobre el cambio de vida en la mujer y escribir sobre ello.

Además, porque considero esencial que haya un reclamo a los profesionales de la salud para que brinden mayor atención y cuidado a la mujer durante esta etapa, justo cuando más vulnerables estamos y a expensas de perder el control de nuestras vidas. Que se tomen el tiempo de escuchar y conocer los síntomas de la paciente para brindarles un tratamiento individualizado.

También mi intención es fomentar que las relaciones de pareja (casados o no) perduren y sobrepasen esta prueba de amor; ese compañero que ahora no entiende a su pareja: esta mujer adulta que ha cambiado mucho, que está distante y resuelta a vivir una vida distinta.

Libera la menopausia

¿Por qué nos inhibimos de hablar sobre la menopausia?

Las mujeres hemos asumido los juicios inmerecidos sobre la menopausia desde la mirada de los hombres; también, desde la mirada de la sociedad en general e incluso de algunas mujeres. El mismo Sigmund Freud le infirió adjetivos despectivos a la mujer en esta etapa, que no valen la pena repetirlos. En mis lecturas, me llamó la atención que, principalmente durante la Revolución Francesa, la menopausia era considerada un sinónimo de muerte social. Esta *muerte* era adjudicada por la sociedad, a pesar de que las mujeres buscaban ser aceptadas.

La invisibilidad de la menopausia ocurre por el estigma social de que *se acerca la vejez y hay que ocultarla*. Es cruel decirle a una mujer: «Chica, tienes que ir por ahí como si nada y que nadie lo note». En el proceso de escribir, me di cuenta de que algunas mujeres no quieren hablar de la menopausia y solo tocan el tema de manera superficial o en broma.

En la ciencia, este tema es igual a otros tantos como lo es el proceso de crecimiento, la reproducción o la digestión. Sin embargo, dentro de la salud pública, se trabaja como un asunto de menor prioridad ante otros que son condiciones crónicas. Es muy raro —o casi inexistente en muchos países— encontrar un centro especializado para tratar la menopausia, más bien están dirigidos a tratar condiciones médicas propias de la vejez. Lo cierto es que, durante la menopausia, las mujeres estamos expuestas a desarrollar algunas condiciones crónicas que pudieran ser mitigadas si las entendemos y las trabajamos apropiadamente y a tiempo. Al igual que muchas mujeres, deseo que el sistema de salud reconozca la menopausia como una etapa a trabajar de manera integrada y personalizada (según sea el caso) y para la cual no existe una sola receta. Tal vez nosotras hemos dejado este tema cautivo y no hemos reclamado mayor atención.

Uno de los objetivos de este libro es emancipar la menopausia para que las mujeres hablemos de este proceso como hablamos del embarazo o del crecimiento de nuestros hijos. Es más, tenemos que sentirnos cómodas de haber llegado a una edad maravillosa donde ocurrirán cosas extraordinarias en nuestras vidas.

Te voy a contar mis experiencias y no tengo dudas sobre hacerlas públicas. Compartiré contigo los testimonios de otras mujeres que tampoco tuvieron temor de hablar y fueron solidarias al comunicar sus historias para ayudar a otras mujeres. De hecho, mientras ofrecían sus testimonios, también daban las gracias por poder hablar de un tema que es tabú entre amigas o familiares. Muchas coincidieron en cómo fueron adquiriendo seguridad en sí mismas para hacer lo que durante tanto tiempo habían querido hacer y vivir sin miedo los años de mujer adulta.

También incluyo las experiencias de hombres que acompañan o acompañaron a alguna mujer en la etapa de la menopausia y se atrevieron a hablar del tema. Le añado decenas de estudios que leí mientras escribía, los cuales validan las experiencias de las mujeres y los hombres consultados.

Este es un llamado a liberarnos de tantos preceptos que nos han acompañado durante siglos. Decidamos conscientemente rescatar la menopausia, liberarla para entenderla y defenderla en la sociedad como verdaderas amazonas.

¿Qué necesitamos para ser más solidarias entre nosotras? ¡Hablemos!

Si algo todas tenemos asegurado, es esta transición a la menopausia. Llevamos demasiado tiempo ocultando nuestras emociones y haciendo lo que dicta la sociedad. Como dice un meme que he visto en Facebook: «...preocupándonos porque no se nos note la barriga, las estrías y la celulitis, ocultando el deseo sexual, las canas y las arrugas».

Quisiera ver un futuro en el que la mujer no tenga tanto que esconder y tenga la libertad de expresar libremente cómo desea verse en esta etapa. Muchas mujeres decidirán llevar su pelo corto, aun a pesar de que la cultura las empuja a llevarlo largo. Otras, decidirán llevarlo no solo corto, sino canoso: algunas que reconozco en la vida pública son las actrices Johanna Rosaly, Meryl Streep, Jamie Lee Curtis, Diane Keaton y Helen Hunt.

Las felicito por su arrojo de desmitificar que una mujer en esta etapa debe pintarse las canas para lucir bella.

Considero que crear grupos para hablar del tema y conocer las experiencias contadas por las mismas mujeres ayudaría grandemente para lograr esa solidaridad que estoy reclamando. Las mejores soluciones e ideas de cómo entender las situaciones, las encontramos mientras hablamos. Hablar sin que nos importe el juicio social, pues eso no lo podremos controlar. ¡Ojalá y existieran más mujeres que lo hablaran públicamente como las conocidas de la serie *Grace and Frankie* de Netflix, y el *stand-up comedy Estoy menopáusica y qué*, de la actriz puertorriqueña Marian Pabón! Estas manifestaciones públicas no son más que una expresión de libertad para desmitificar el tema. **Necesitamos hablar más: en broma para relajarnos y, en serio para entendernos.**

En cuanto a grupos en Facebook, soy miembro de *Me llegó la meno*, el cual habla de los cambios con un poco de humor. En mi caso, creé el grupo *Malditas Hormonas*, al cual se han unido mujeres poderosas para tratar el tema con respeto y en solidaridad con otras mujeres. Lo mejor es que cada una de ellas crea contenidos en el grupo para el beneficio de todas.

Como Meno Diosa hablarás cuando tengas que hacerlo, tanto para ayudar a una amiga o una desconocida como para buscar ayuda para ti misma. Te abanicarás cuando lo necesites y si tienes que decirle a los que te rodean que tienes un *hot flash*, lo harás sin sentir vergüenza. De esta manera, proteges tu enfoque, en modo de supervivencia. Te alimentarás, dormirás y te ejercitarás adecuadamente para mantenerte saludable. Vivirás con intensidad cada día y te pondrás ropa para sentirte bien y no para complacer a los demás. Hablarás con tu pareja abiertamente antes de que comiencen los síntomas o cuando sea necesario y negociarás alternativas y acuerdos para que ambos estén a gusto, se comprometan con esos acuerdos y los respeten.

¿Qué encontrarás en este libro?

El libro está dividido en cinco capítulos. En el primero, **La meno odiosa: «Mi cuerpo quiere autodestruirse»,** describo los síntomas más comunes con testimonios de mujeres y cómo los sintieron. En el segundo capítulo, **Isis y el trauma con el ginecólogo**, te oriento sobre lo que debes buscar en un profesional de la salud para mujeres adultas. En el tercero, **Venus quiere una vagina nueva**, te ofrezco una guía para no perder esa valiosa relación de pareja durante esta etapa. En el cuarto, **Némesis en tu círculo de apoyo**, hablo sobre cómo debes construir la solidaridad entre amigas, amigos y familiares para pasarla mejor.

A través de estos capítulos encontrarás los **Menowikis** o cápsulas con datos e información sobre la menopausia; también hallarás los **Menotips**, unas recomendaciones que me han dado resultado a mí al igual que a otras mujeres. En el quinto capítulo, **Gaia y su terapia natural para una Meno Diosa**, te explico cómo crear tu plan de alimentación y suplementación, ejercicio y un estilo de vida equilibrado para convertirte en la mejor versión de ti misma.

Al final, te regalo **El Velo del equilibrio,** una sección donde resumo los síntomas más frecuentes y cómo controlarlos con el triángulo del equilibrio: desde la alimentación adecuada, los suplementos de vitaminas y minerales, el estilo de vida que incluye pequeñas acciones que deberás tomar en cuenta para balancear tu cuerpo, mente y espíritu. Es muy importante que utilices **El Velo del Equilibrio solo si has leído todo el libro**, pues cada tema está explicado en detalle en cada capítulo.

Las amazonas no tememos la llegada de la menopausia. Y si alguna le teme, las demás estaremos presentes con empatía para apoyarla y acompañarla. Esta es la mejor etapa para conocernos en profundidad y ser toda una embajadora de una nueva imagen de la menopausia: la etapa en que aflora la verdadera mujer que llevamos dentro transformada en una **Meno Diosa**.

«*Este es el cambio que tanto temía...
¿quién soporta este infierno?
¡Mi cuerpo quiere autodestruirse!*».

—*La meno odiosa,
mujer con los síntomas de la perimenopausia
y que no se soporta ni a sí misma.*

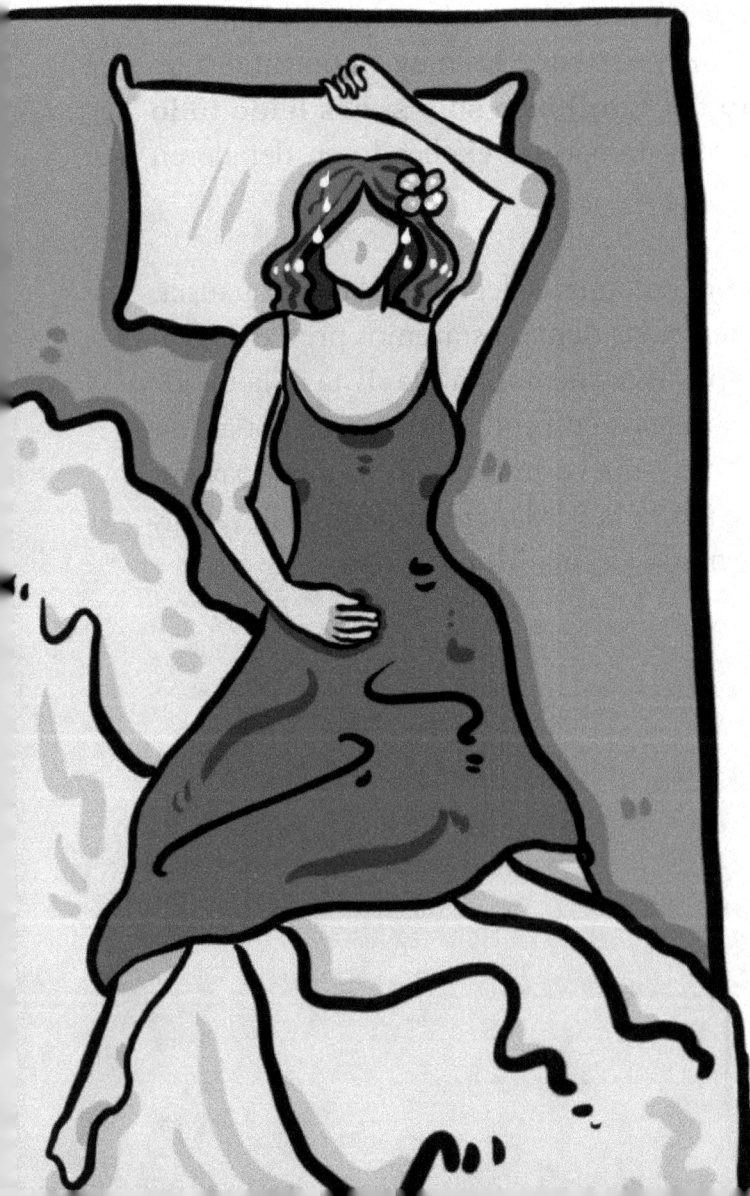

La meno odiosa:
«Mi cuerpo quiere autodestruirse»

L as mujeres tenemos tres cambios hormonales significativos: la adolescencia, la maternidad y la menopausia. La maternidad puede ser una opción, pero las otras dos no. Aunque en cada una de estas etapas experimentamos síntomas nuevos en nuestro cuerpo, durante la menopausia te enfrentarás al silencio. ¿Recuerdas la emoción de compartir con tus amigas adolescentes cuando tu cuerpo tomaba forma de mujer y aclaraban las preocupaciones entre todas?, ¿recuerdas la felicidad cuando decidiste ser madre, y todas las mujeres querían darte sus mejores consejos? De la misma manera, pero a la inversa, en la menopausia será poco lo que aprenderás de otras mujeres, a menos que decidas propiciar el tema de forma creativa.

Graciela vivió la misma incertidumbre que yo, al principio de su proceso:

« Antes de saber exactamente lo que era, pasé por muchos estados de ánimo, pero solo dentro de mí. No se lo conté a nadie, ni siquiera a mi pareja. Esta fue la etapa más terrible, la de no saber o creer saber, pero no entender. Comencé a escribir unas notas de cómo me sentía. Mes tras mes, venían nuevas sensaciones, pero nada era claro cuando lo contrastaba con lo que leía. Las consultas médicas tampoco me clarificaron, nunca fueron claros conmigo».

–Graciela, 61 años

Identifica los síntomas que comienzan a manifestarse

¿Está o no está aproximándose la menopausia? Con esta lista podrás comenzar a salir de la incertidumbre.

Márcalos para identificar si ya entraste o te estás acercando a la menopausia.

- Menstruaciones irregulares: copiosas o menudas, más de o menos de una vez al mes o más cortas o más largas que lo normal
- Infecciones frecuentes por bacterias u hongos vaginales (ej.: una al mes)
- Infecciones de orina
- Resequedad vaginal que produce ardor o dolor durante las relaciones sexuales
- Relaciones sexuales dolorosas
- Sensación de cortes microscópicos en la vulva
- Falta de deseo sexual
- Insomnio y problemas para dormir
- Hot flashes o golpes de calor, sofocón
- Cold flashes o escalofríos
- Sudoración nocturna
- Irritabilidad y cambios de humor

- Falta de concentración o dificultad para pensar claramente por momentos
- Cansancio físico y mental
- Olvidos leves frecuentes (olvidar las llaves, los espejuelos, el celular, dejar la nevera abierta)
- Falta de motivación diaria
- Depresión
- Resequedad en la piel (cutis, manos, codos, talones, tobillos)
- Metabolismo lento y aumento de peso
- Acumulación de grasa en la cintura y pérdida de la cintura
- Vellos faciales, en la barbilla
- Oscurecimiento del vello facial
- Pérdida o afinamiento de la hebra del cabello
- Calambres frecuentes en las piernas, por la noche
- Pérdida de volumen de los senos
- Reducción de la labia genital
- Gas e inflamación frecuente en el estómago (intolerancia a la lactosa)

¿Cuáles son las etapas de la menopausia?

La mayoría de las mujeres experimenta la menopausia natural entre los 40 y los 58 años, mientras que 51 es la edad promedio, según las estadísticas. Algunos tratamientos médicos como la histerectomía (en aquella que se extirpan los ovarios), pueden provocar una menopausia. Estas mujeres sienten los síntomas de la noche a la mañana, dentro de las próximas 24 a

72 horas después de la cirugía. También algunos tratamientos de radiación y medicamentos, a menudo utilizados contra el cáncer, pueden afectar los ovarios y provocar una menopausia temporal o temprana. Esto no la hace menos terrible, **pero tú sabes exactamente de qué se trata, pues estás advertida por el médico** y comienzas un tratamiento inmediatamente.

《 Me hicieron una histerectomía radical a los 38, y desde hace 12 años comencé a tomar pastillas de estrógeno para controlar los síntomas que llegaron todos de sopetón, entre ellos el mal humor, la sequedad vaginal, la falta de la libido y los sofocones. Me sentía feliz con el reemplazo hormonal; se siente casi como una "pastilla de la felicidad"》.

–Sabrina, 50 años

《 A mis 20 años fui operada de los ovarios. Me removieron un pedazo de cada uno, eso me provocó una menopausia prematura a los 38 años. Los síntomas fueron los calentones, entre otros. Dejé de producir estrógeno y mi ginecóloga me aconsejó tomar anticonceptivos para poder tener menstruación y evitar el envejecimiento prematuro. Así fue y hasta los 50 años estuve tomando anticonceptivos. Luego, al dejar los anticonceptivos me volvieron los calentones, las tristezas de antes, sudores, inquietud, cambios de ánimo, la depresión era más fuerte. Y, entonces ella me recomendó un parcho de hormonas y me lo aplicó en el vientre. Tengo 58 años y aún lo utilizo, pero incluso con ese parcho, mis síntomas siguen presentes. Últimamente estoy tomando aceite esencial por boca y me ha ayudado con los síntomas».

–Irene, 58 años

Sabrina e Irene experimentaron una menopausia precoz, tal vez una de las más terribles porque llega antes de lo esperado. En el caso de la menopausia natural, no necesariamente sabes cuándo te van a empezar esos síntomas y ahí es que viene la inseguridad por no saber a qué se deben.

Vas a pasar por **tres** etapas distintas: *perimenopausia* (transición a la menopausia), *menopausia* (cuando se detienen tus periodos menstruales y ha pasado un año) y *posmenopausia* (etapa después de ese año sin menstruación). Ninguna mujer experimenta estas etapas de la misma manera; las que pueden ser más largas o más cortas, más difíciles o casi imperceptibles. Por eso, no compares tus síntomas con nadie, pero no dejes de hablar de ellos con otras mujeres.

La palabra **perimenopausia** significa alrededor de la menopausia, la cual se presenta entre tres y cinco años antes de la menopausia. En la perimenopausia comienza a disminuirse la producción de estrógenos y aparecen los primeros síntomas clínicos y biológicos. Estos síntomas serán los más severos que sientas en comparación con las demás etapas.

La **menopausia** llegará cuando hayan pasado doce meses sin periodo menstrual y no reaparece. En promedio, la mayoría de las mujeres tienen su menopausia entre los 51 y 52 años, pero esto puede variar en muchos casos. Por ejemplo, la mía me llegó a los 58 años. Será difícil saber exactamente cuándo dejarás de menstruar, pues el análisis de sangre, aunque es importante para saber dónde te encuentras, te ofrece un número de concentración de hormonas que solo refleja el nivel que tenías cuando te tomaron la muestra. Los niveles de hormonas van a estar fluctuando a lo largo de todo el proceso. Si están bajos, el médico te puede indicar que ya comenzaste la perimenopausia, pero no puede predecir cuándo tu menstruación se irá por completo. En palabras sencillas, la menopausia es un concepto que se evalúa en retroceso, la cual se puede diagnosticar cuando tengas tu último período menstrual y has cumplido 12 meses consecutivos sin sangrado. Es por esto, que el término «posmenopausia» tiende a usarse más clínicamente que «menopausia». Así pues, la **posmenopausia** es esa etapa que se extiende desde la última menstruación en adelante después de la menopausia, independiente si fue inducida o natural.

Los síntomas de la perimenopausia

Los médicos afirman que hay cerca de treinta y cuatro síntomas que pueden surgir durante la menopausia. Aquí agrupo los más reconocidos y los de mayor prevalencia entre mujeres, según la literatura. Los síntomas más «locos» están en la primera etapa (perimenopausia). Cada mujer experimentará diferentes sensaciones según su condición, genética y circunstancias; unas los sienten más severos que otras. Para algunas mujeres, estos síntomas pueden continuar durante quince años o más, y casi todas las mujeres los perciben como un capítulo difícil de sus vidas. Las consultadas coincidieron también en que esta etapa es poco justa para la mujer, quien tiene la mayor carga biológica (menstruación, gestación y menopausia), laboral (trabajo afuera y tareas del hogar) y mental (por ejemplo: ella es la estratega de la familia), en comparación con el hombre.

Mi experiencia es uno de los tantos cuadros de síntomas que puede sentir una mujer, en los que algunos de ellos están ligados directamente y otros indirectamente a la perimenopausia. Para muchas, los sangrados son tan terribles que acuden a una sala de emergencia por el dolor y las hemorragias. En mi caso, comencé con unas menstruaciones de veinte días durante tres meses, seguidas por problemas de alta presión entre subidas y bajadas. Dolores de cabeza, dolor torácico y debilidad. Los fogonazos y las sudoraciones nocturnas llegaron. Calambres horribles que me mantenían despierta por horas hasta calmarlos. Una piedra en el riñón ocasionó una infección de orina y el prolapso de la uretra. Encima de todo, tuve espasmos en la espalda, adormecimiento de la mano y el brazo izquierdo. Todos los síntomas fueron tratados individualmente. Me trataron la infección y la alta presión, pero de las menstruaciones de veinte días y de mis malas noches nadie se ocupó; ningún médico diagnosticó que estaba en la perimenopausia.

Irritabilidad, tristeza, depresión y ansiedad

¿Percibimos la menopausia como una condición grave? Claro. No hay duda de que todos los síntomas son reales, pero el hecho de ser algo nuevo que experimentamos, nos hace pensar que es más grave de lo que realmente es.

No se le puede pedir a una mujer que recién comienza a tener estos episodios que los enfrente con una actitud diferente. El decirle eso, más bien, la frustra porque de verdad ella se siente grave y pensará que no la entiendes. Es muy común que en este proceso se sienta demasiado sensible ante cualquier crítica o gesto de desaprobación.

Menowiki: Cerca de un 20% de las mujeres puede padecer de depresión durante la perimenopausia, lo cual disminuye en la posmenopausia.

« Me sentía fatigada desde que me despertaba, con una sensación de que la rutina del día no valía la pena o de falta de motivación. A veces tenía ganas de llorar. No sentía el entusiasmo de antes ni interés por las actividades».

—Penélope, 51 años

La depresión pudiera estar relacionada con otras circunstancias que le ocurren a una mujer a esta edad, como lo es tener que cuidar a una persona mayor, el nido vacío, el divorcio, problemas financieros o muerte de algún familiar. También, puede ser predisposición genética. Para tener una opinión médica al respecto, consulté a la psiquiatra, la Dra. Anissa V. Hernández, quien me afirmó que a su clínica acuden mujeres con depresión por estas y otras situaciones de vida.

La Dra. Hernández aseguró que la depresión en la menopausia se presenta mayormente en mujeres que han padecido depresión en otros momentos de su vida, como lo es la depresión posparto. Así lo demuestra el testimonio de Margan, de 54 años:

«Lo más difícil de esta etapa, aparte de la incomodidad de los calentones, es que se me ha agudizado la depresión y he aumentado de peso. Igualmente, estoy perdiendo el cabello. Padezco de otras condiciones como el síndrome de fatiga crónica y eso agudiza los síntomas. Vivo una tormenta perfecta, para mal. Muy difícil».

Uno de los tratamientos recomendados por la Dra. Hernández es la terapia natural (Ejemplo: reiki, balance energético o terapia cognitiva conductual). Sin embargo, en los casos en los que lo natural no funciona, ella recomienda combinar la terapia con antidepresivos junto a la terapia hormonal dada por el ginecólogo.

Para evaluar cuál variable estaba más asociada con la depresión en mujeres con menopausia, se llevó a cabo un estudio en la Universidad de Pittsburg, en Pensilvania, en el que la doctora en epidemiología psiquiátrica, Alicia Colvin, investigó 303 mujeres de 42 a 52 años con historial familiar de depresión. Los hallazgos afirmaron que independientemente de otras variables, las mujeres en la transición menopáusica tienen un mayor riesgo de trastorno depresivo. Por lo tanto, es crucial que las mujeres que tienen ese historial familiar estén conscientes y dispuestas a seguir un tratamiento adecuado cuando lleguen a la menopausia.

El juego hormonal
y la depresión durante la menopausia

La reducción de estrógeno produce cambios en el cerebro que afectan el estado de ánimo de la mujer debido a la relación que tiene esta hormona con la producción de los neurotransmisores implicados en las emociones como la serotonina, dopamina, oxitocina y endorfinas.

- **La serotonina** (hormona de la felicidad) ayuda a la relajación, al deseo sexual, a regular la temperatura corporal y el sueño, entre otras funciones. Los niveles bajos de serotonina se asocian con cambios en el estado de ánimo, respuestas emocionales desproporcionadas, alteración del ciclo del sueño, así como a la ausencia de deseos de estar íntimamente con la pareja.

- **La dopamina** (la hormona del placer o de las adicciones) regula la memoria, los procesos de aprendizaje, la toma de decisiones, la curiosidad, y el placer. Los niveles bajos de dopamina se asocian con la ansiedad social, apatía e inhabilidad de sentir placer.

- **La oxitocina** (la hormona del amor) favorece las relaciones sociales y los vínculos, que seamos compasivas, amables, que podamos parir y lactar, reduce el cortisol y la presión sanguínea. Los niveles bajos de oxitocina afectan el comportamiento emocional y el bienestar psicológico de la mujer.

- Por su parte, las **endorfinas** (conocida como la morfina del cuerpo o analgésico natural) producen la sensación de placer, promueven la calma, mejoran el humor, reducen el dolor, retrasan el envejecimiento y potencian el sistema inmunológico.

Como ves, estos neurotransmisores u hormonas son el cuarteto de la felicidad. Si los niveles de estos neurotransmisores están bajos, tu calidad de vida se verá afectada.

Menotip: Tú puedes inducir la producción de estos neurotransmisores de la felicidad, con algunas acciones y buena alimentación.

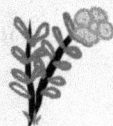

- Para aumentar la **serotonina**: agradece a la vida lo poco o mucho que tengas, practica actos de bondad, toma unos minutos para meditar y recuerda tus momentos felices.

- Para aumentar la **dopamina**: duerme más, ejercítate, lee, aprende algo nuevo cada día y celebra tus logros.

- Para aumentar la **oxitocina**: fomenta el decir palabras de aliento, abraza, escucha, medita, llora, y aumenta los actos de generosidad.

- Para aumentar las **endorfinas**, haz ejercicio, practica el sexo, rodéate de naturaleza y ríete mucho.

En cuanto a la alimentación, incluye alimentos que aporten triptófano pues este aminoácido no lo puede producir el cuerpo y es necesario para sintetizar tres de los cuatro neurotransmisores: la serotonina, dopamina y endorfinas. Los alimentos ricos en triptófano son los lácteos, huevos, salmón, carnes, frutos secos (nueces, almendras, avellanas), semillas de ajonjolí, girasol y calabaza, alimentos picantes, chocolate negro, legumbres, garbanzos, y frutas como el guineo, piña, aguacate y la quenepa. Las endorfinas pueden ser potenciadas cuando añades la avena, alimentos picantes y el *ginseng*. También puedes aumentar las dopaminas cuando añades el té verde. Por su parte, la oxitocina puede ser estimulada con las hierbas como el romero, eneldo, tomillo, hierbabuena, hinojo y perejil.

Olvidos frecuentes

Entre otros síntomas, puedes sentir fallas en la memoria. Se te olvidan citas, horas, pertenencias o dejas prendida la estufa o la plancha, pierdes las llaves, los espejuelos o el celular. Puedes tener dificultades para pensar o concentrarte, especialmente cuando llega un *hot flash*. Sientes confusión y no puedes hacer lo que antes hacías con facilidad.

《 Cuando estaba haciendo una transacción en el teléfono, me llegaba un hot flash y ahí se me olvidaba todo lo que estaba haciendo. He dejado celulares en los baños debido a la confusión de un momento, la nevera abierta, la estufa y la plancha prendidas. Se te olvida hasta sumar. Nada que ver con el alemán [se refiere al Alzheimer]. Todas han sido como advertencias, pues una vez me ocurre, ya para la próxima estoy más pendiente».

—Alejandra, 55 años

Menotip: Cuando sientas un *hot flash*, detente, no hagas nada, siéntate, abanícate y respira profundo. Si no es fácil dejar lo que haces en ese momento, déjale saber a la persona con quien interactúas que te dé un espacio y trata de bajar el ritmo. Si te sientes cómoda, haz bromas de la situación. Bajo estas circunstancias, no tomes decisiones, por tontas que parezcan, como lo es salir de prisa cuando alguien te llama. Atrás puedes dejar «una bomba» en potencia.

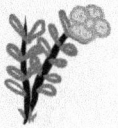

Irregularidad en el ciclo menstrual

Uno de los primeros síntomas es la irregularidad en el ciclo menstrual que a veces pasa inadvertido por algunas mujeres. La clave es que unos ciclos serán más largos y otros más cortos, a veces con mayor sangrado que lo regular. Si el sangrado es muy abundante, debes consultar a un profesional de la salud.

Un artículo publicado en la revista *International Journal of Obstetrics and Gynecology* indicó que, de 1,300 mujeres estadounidenses estudiadas (de 42 a 52 años de edad), la gran mayoría (78%) informó que tuvieron episodios de menstruación más largos que podían durar hasta más de diez días, dentro de los cuales experimentaron tres días de sangrado bien abundante. La probabilidad de experimentar estos eventos de sangrado menstrual varió en el estudio según la raza/etnia, el índice de masa corporal y si había presencia de fibromas uterinos. Este estudio puede ayudar a las mujeres a entender algunas de las irregularidades y los cambios en los patrones de sangrado que ocurren durante la perimenopausia, los cuales deben ser consultados con un médico.

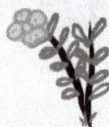

Menotip: Como la menstruación puede llegarte en cualquier momento o es irregular y no la vas a poder predecir, te recomiendo tener siempre en tu cartera, en la oficina y en el auto, un estuche pequeño con todo lo necesario para atender menstruaciones inesperadas.

Hot flashes y cold flashes

Hay síntomas que nunca experimentarás o serán los únicos que sientas. Ejemplo de estos son los *cold flashes* o escalofríos. En mi caso, nunca los experimenté, pero algunas mujeres indicaron que es lo único que sintieron en lugar de los típicos *hot flashes* o sofocones.

« Me empezaron unos fríos terribles a los 49 años. Pensaba que era la tiroides, pero la tengo bien.

Sí, *cold flashes are real*. Empiezo a temblar y se me pone la piel de gallina. Muchas mujeres no creen que esto pueda ser cierto hasta que me ven».

−Lorelei, 50 años

Menowiki: Según los Institutos Nacionales de la Salud, tres de cada cuatro mujeres experimentan sofocones durante la menopausia.

Los *hot flashes* son una sensación de calor en la cara y el cuello, como si sintieras una llama directa. Yo digo que es como un soplete (instrumento para soldar). Tu cara y tu cuello se ponen rojos o te aparecerán algunas manchas en el pecho, la espalda y los brazos. Mientras ocurre, puedes comenzar a sudar y después tener escalofríos. Parece terrible y en verdad lo es. ¿Por qué ocurren? No es otra cosa que un desequilibrio hormonal durante las etapas tempranas de la perimenopausia. Son un descontrol de la temperatura corporal, sea de calor (*hot flash*) o de frío (*cold flash*). Nuestro cuerpo está preparado para equilibrarte (homeostasis) y controlar una temperatura idónea. Ese control está en el cerebro, específicamente, en el hipotálamo.

Los artículos científicos dicen que cuando los niveles de estrógeno disminuyen, nuestro hipotálamo se vuelve hiperactivo y libera sustancias químicas que alertan a nuestro cuerpo como si se estuviera sobrecalentando. Esto puede desencadenar en destellos fríos que se sienten en todo el cuerpo o episodios de sofocones y sudoración en la mitad superior del tronco, cara y miembros superiores.

Sin embargo, algunos estudios epidemiológicos que evalúan anualmente el estradiol —principal forma de estrógeno— en mujeres, no encuentran una relación con los sofocones o *hot flashes*, pero sí con el aumento de FSH (siglas en inglés de hormona estimulante del folículo), la cual es producida por la pituitaria y que está a cargo de regular el desarrollo, crecimiento y los procesos reproductivos en la mujer. Durante la menopausia, este aumento —que puede superar hasta veinte veces lo normal— es producto de los mensajes que envía la pituitaria a los ovarios tratando de compensar la falta hormonal. **La prueba FSH y sus valores** son los más utilizados para evaluar si una mujer está en la perimenopausia o la menopausia.

Mientras algunas mujeres experimentamos los sofocones por poco tiempo, otras los sufren hasta por una década o por los años que les resten de vida. No sé si yo aguante *hot flashes* por lo que me resta de vida. Según mi experiencia, al parecer se quedan, pero ahora de forma leve, no cada diez minutos como cuando empecé. Así que tengo esperanzas.

Las mujeres afroamericanas y nativas americanas parecen tener las experiencias más fuertes de sofocones, y las mujeres chinas y japonesas son quienes menos los sienten, según determinó un estudio epidemiológico. **Esto tiene una explicación: se debe mayormente a los hábitos alimentarios y al estilo de vida de la cultura asiática.** Parte de sus secretos, los comparto en el capítulo **Gaia y su terapia natural para una Meno Diosa.**

También las mujeres con alto índice de masa corporal presentaron los peores sofocones cuando estaban en la perimenopausia (esa etapa antes de la menopausia), pero más leves una vez ya son posmenopáusicas. Las mujeres perciben que los sofocones les ocurren mayormente si están comiendo, si toman alguna bebida caliente o alcohólica, o si están pasando por un momento de ansiedad. Los estudios también añaden la depresión y el uso del cigarrillo.

Si experimentas un *hot flash*, tu cuerpo, por lo general, expide gotas de sudor para enfriarte y regular tu temperatura. Algunas mujeres experimentan taquicardia. En cambio, si tienes un *cold flash*, tu cuerpo empezará a temblar para generar calor. Durante episodios de *hot flashes* es difícil que puedas concentrarte en algo distinto que no sea atender tu situación de inmediato. Así que recuerda enfocarte en bajar tu temperatura.

《 Estaba en medio de una entrevista de trabajo y comencé a sudar mucho sin poderlo controlar. Sabía que se notaba lo suficiente porque la entrevistadora me miraba raro. No recuerdo qué contesté ni cuál fue la pregunta. Saqué una servilleta de mi cartera y empecé a secarme lentamente para no demostrar desesperación. Lo que quería era salir corriendo de allí. Todos los pedacitos de papel quedaron pegados como evidencia de un mal momento, lo cual noté en el baño justo cuando terminé la entrevista. Sabrás que no me dieron el trabajo. Creo que nunca me pude concentrar en dar las respuestas correctas. Horrible, no me quiero acordar».

—Claudia, 48 años

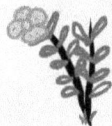

Menotip: No trates de disimular ante la gente, tampoco exageres, pero debes liberarte de tantos preceptos. En lugar de servilletas, lleva contigo un abanico. Cómprate el más lindo que encuentres, con flores de tu color favorito, que te hagan ver femenina. Déjalo fuera de la cartera, como si fuera tu celular. En ese momento de confusión, en el que ni siquiera puedes pensar, será difícil encontrarlo en la cartera.

Si algo hice durante mis peores episodios fue ventilar, aunque estuviera en plena reunión en mi trabajo y sentirme cómoda con el momento. Sacaba el abanico o el primer papel a mano para soplarme. Lo hacía cuántas veces fuera necesario. Eso me permitía relajarme y pensar adecuadamente. Tengo abanicos por todas partes: en mi cartera, la oficina, la mesita de noche y en la cocina. Un abanico pequeñito de motor sobre tu computadora en la oficina vendrá muy bien también. Ese fue el regalo de una amiga cuando cumplí los 56 años. Todavía los uso.

« Y los calores… eso es lo más difícil que he tenido que afrontar hace años, desde el comienzo y todavía los tengo… es horroroso. Tener que soplarme o echarme agua en lugares donde hace mucho frío como en el área de las neveras de un supermercado o un laboratorio que tienen temperaturas frías... y la gente te mira asombrada. Porque los calores no perdonan sitio o temperatura, te salen de momento y es asfixiante, y le dan ganas a una de quitarse la blusa».

–Sheila, 64 años

A diferencia de los *hot flashes* que duran minutos, los *cold flashes* pueden durar horas o hasta más. Calmarlos puede tomar algún tiempo. **Ocurre también que los remedios para los *cold flashes* pueden provocarte un *hot flash*.**

Menotip: Si padeces de *cold flashes*, siempre es bueno que tengas a mano algo para abrigarte, pero no exageres poniéndote muchas piezas de ropa o mantas calientes. La adaptación debe ser gradual. Si te da alguno, muévete, sal a tomar el sol. El hacer ejercicios te calentará los músculos y la sangre fluirá hacia las manos y los pies.

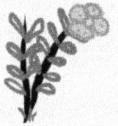

Trastornos urogenitales

Los cambios durante la menopausia relacionados con la vagina y la uretra son: alteración del pH de la vagina, adelgazamiento del tejido vaginal, sequedad vaginal, estrechamiento de la vagina, pequeñas cortaduras en la labia femenina, así como reducción de la misma, falta de la libido o deseo sexual, coito doloroso, infecciones vaginales y de la uretra, y el debilitamiento del suelo pélvico que puede producir incontinencia urinaria.

El síntoma más prevaleciente es la sequedad vaginal y la ausencia de la libido. El tejido genital es bien sensible a las fluctuaciones –y eventual disminución– en la producción de estrógeno, lo cual puede causar síntomas angustiantes. Esto se debe a que no se forman todas las capas celulares del epitelio y hay una disminución de colágeno, vascularización y secreción que hace que exista fragilidad de la mucosa vaginal. El pH natural de la vagina es ácido (de 3.5 a 4.5), en esta etapa se vuelve menos ácido (de 4.5 a 6.0) y la lubricación será mínima. La atrofia genital –la labia se encoge– puede provocar sequedad y picor o irritación en la piel de la vulva y de la vagina.

《 Tenía una histerectomía y tomaba estrógeno para aliviar los síntomas. Ante mis preocupaciones por el largo tiempo que llevaba tomando estrógeno, decidí dejar las pastillas. A las tres semanas mi tejido vaginal [labios mayores] se redujo al mínimo. La labia se pegó, y al tratar de despegarla me salió sangre, desde adelante hasta atrás. Sufrí por muchos días la irritación aun después de que mi médico me recetó más cremas y pastillas de estrógeno para aliviarme».

–Xandra, 52 años

La vagina se estrecha y se acorta. Puede haber prolapso uterino (debilidad en el soporte del útero), lo que en conjunto nos puede causar un coito doloroso. Este síntoma abarca desde la molestia o dolor durante la unión sexual o irritación vaginal después de tener relaciones sexuales. Por su parte, el tracto urinario contiene receptores de estrógeno, tanto en la uretra como en la vejiga, y cuando perdemos el estrógeno, podemos experimentar infecciones urinarias. Las bacterias pueden alcanzar la uretra cuando ya no tenemos los microorganismos beneficiosos en la vagina que los controlen. La uretra sufre cambios en su mucosa. Estos cambios pueden causar dolor o molestia al orinar, o la urgencia o sensación de no poder contener la orina.

Menotip: De la misma manera en que usas cremas en tu cutis, es importante el uso de humectantes que ayuden a hidratar el tejido vaginal. El uso de probióticos está recomendado por la Asociación Española para el Estudio de la Menopausia para mantener en óptimas condiciones los microorganismos beneficiosos de la vagina y el pH (ácido). De estas y otras ayudas, hablamos más adelante.

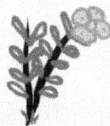

Menowiki: El estudio sobre la salud de la mujer *(Study of Women's Health Across The Nation o SWAN)* indica que entre un 18% a un 60% de las mujeres reportan síntomas de moderados a severos de sequedad vaginal durante la menopausia, lo cual está relacionado con la etnia. Según los hallazgos, nosotras, las puertorriqueñas, somos poco propensas a la resequedad vaginal.

El estudio epidemiológico del 2010 para evaluar la salud de la mujer, llevado a cabo anualmente en los Estados Unidos (SWAN), evaluó 419 participantes de 42 y 52 años. Participaron mujeres de origen puertorriqueño (56), sudamericanas (106), centroamericanas

(29), dominicanas (42), cubanas (44) y no hispanas de raza blanca (142). Entre los resultados, se encontró que la resequedad vaginal era más común, en general, entre mujeres hispanas en contraste con las no hispanas caucásicas. Sin embargo, entre las hispanas, las puertorriqueñas reportaron menos sequedad vaginal (18%) en comparación con las centroamericanas (58%). Este estudio no encontró relación de estos hallazgos con razones propias de las culturas y destaca que se deben hacer estudios a largo plazo del patrón de síntomas menopáusicos entre las hispanas para aclarar la relación de los síntomas.

Falta de sueño e insomnio

Los peores momentos se viven a solas y de noche cuando no puedes compartir tu angustia con nadie porque todos duermen. **Despertarse a las dos de la madrugada y no poder conciliar el sueño produce un torbellino de pensamientos, al principio desconcertantes, luego entendibles, pero igual de sombríos.** No sabes qué hacer, si tomar algo para dormir, o si levantarte a hacer alguna tarea y aprovechar las horas de insomnio haciendo algo productivo. Sientes una enorme necesidad de hablar con alguien.

Cuando conversamos sobre este tema, algunas de las mujeres me dijeron que se despertaban en la noche después de pocas horas de sueño. Los asuntos del diario vivir comenzaban a apoderarse de la mente y les hacía difícil conciliar el sueño otra vez.

«Hay veces que despierto sudando o empiezo a sudar cuando despierto. Hay otras que despierto a media noche y algunas noches duermo mejor, pero con interrupciones. Desde mis 54 años que me empezaron estos calentones, tengo que dormir con el abanico encima. Pero los sudores son difíciles porque se me moja el pelo (a veces, después que está el pelo lavado y planchado [risas]). Si es de día, también se me daña el maquillaje. Algunas veces se sienten latidos rápidos del corazón, pero disminuyen cuando pasan los calores que duran unos minutos».

–Lilith, 56 años

Tengo una amiga que llama a otra amiga y se ponen a hablar porque sienten lo mismo a horas muy similares. Se acompañan durante el insomnio. Sin embargo, ninguna puede conciliar el sueño hasta casi la mañana. Duermen muy poco y se levantan cansadas, de mal humor y pasan el día con muy poca concentración.

Menotip: Quédate en la cama, no enciendas la luz ni uses el celular. Tapa todas las bombillitas de los aparatos electrónicos. Ponte un antifaz y tapones en los oídos. La melatonina solo se produce en total oscuridad y esa es la que necesitas para dormir. Visualiza caminatas por lugares calmados y respira profundo. Podría decir que lo vas a lograr en un periodo de 15 a 30 minutos con mucho éxito. La técnica que uses será muy personal, pero debes encontrar esa forma que te haga descansar para no

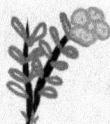

invertir tus horas de insomnio haciendo tareas, para eso está el día.

Menowiki: Según la National Sleep Foundation, un 61% de las mujeres en la posmenopausia informa síntomas de insomnio. El estudio anual sobre la salud de la mujer (SWAN), indica que cerca de un 66% de las mujeres puertorriqueñas padecen de insomnio (el más alto de todas las etnias). Está confirmado que el insomnio en la menopausia está relacionado con los *hot flashes*. A mayor intensidad del golpe de calor, mayor el insomnio reportado entre las mujeres. Otro de los hallazgos fue que las mujeres blancas poseen más dificultad para dormir que las japonesas durante esta etapa. Se le atribuye al estilo de vida más sano y con menos estrés.

Pérdida del cabello

La pérdida del cabello es uno de los síntomas que menos se habla en los estudios sobre la menopausia. No es hasta que el peluquero nos lo advierte. Esta condición puede ocasionar efectos en la autoestima y confianza de la mujer porque el pelo es uno de sus tesoros más preciados. En los peores casos puede causar depresión, ansiedad y aislamiento social. Se cree que cerca del 40% de las mujeres durante la menopausia sufrirá de hasta un 50% de pérdida del cabello o de afinamiento de la hebra. Esta pérdida pasa inadvertida en las primeras etapas porque ocurre lentamente, según nuestro deceso hormonal. Los factores que más se relacionan son la herencia, los niveles de estrés, desequilibrios hormonales (tiroides), o deficiencias nutricionales.

La pérdida de cabello ocurre normalmente en la línea frontal o se reduce la cubierta en toda la cabeza. Sin embargo, es una condición tratable con fórmulas tópicas, láser de baja intensidad, inyecciones de plasma o trasplantes. Normalmente, los cambios del tratamiento se pueden notar en noventa días. Si notas este síntoma es importante que consultes a un especialista en las primeras etapas para controlarlo a tiempo.

Además del tratamiento médico, debes observar tu dieta. Las vitaminas y minerales tienen un impacto en el estado del cabello. No es ingerirlos en suplementos, mi recomendación es incluir alimentos ricos en vitamina C, B y A y en minerales como el zinc, hierro, cobre, selenio, magnesio y calcio. Las acelgas y el hígado son ricos en **hierro**. Los kiwis, acerolas, chinas, limones y toronjas son ricos en **vitamina C**. En las sardinas, granos, yema de huevo, frutas secas, salmón e hígado puedes encontrar la **vitamina B**. De la zanahoria, brécol, batata, col, espinacas, melón, albaricoque, mangó, ternera, pollo, pavo y pescado, puedes obtener la **vitamina A**. En cuanto a los minerales, el cacao es rico en **magnesio** y **zinc**. El ajo, setas, granos, cereales integrales, levadura de cerveza y el germen de trigo son ricos en **selenio**. Las lentejas, garbanzos, judías, las frutas secas como las ciruelas y pasas son ricas en **cobre**. Como ves, hay algunos alimentos que se repiten.

Oscurecimiento del vello facial
y pelos en la barbilla

El que se oscurezca el vello facial y salgan pelos en la barbilla es una de las primeras señales. Esto está relacionado con el aumento de las hormonas andrógenas (testosterona) y reducción del estrógeno. Lo común es que salga uno que otro vello oscuro en la barbilla; sin embargo, es algo que nos preocupa mucho a las mujeres. Para eliminarlos, usualmente los sacamos con pinzas. Es una tarea difícil cuando a la vez ya no tenemos la visión perfecta y necesitamos un espejo de aumento porque se sienten, pero no se ven. También los podemos eliminar con cera o tecnología láser en un salón de belleza. El eliminarlo con navaja es más riesgoso porque esta zona es muy sensible. Además, en el proceso vas a eliminar los vellitos rubios también y luego saldrán más oscuros, lo que producirá una sombra oscura cuando están en etapa de crecimiento. Los vellos se van poniendo más gruesos y duros cada vez y en algún momento serán canosos. El sacarlos se convierte en una tarea de mantenimiento diario o de cada dos días. Si lo olvidas, después estarás tocándote la barbilla porque tienden a molestar mucho mientras crecen.

« Esto es una de las cosas que espero que alguien me los saque cuando esté viejita y ya no me los vea bien. Mi hermana mayor siempre me dice que se los saque cuando nos encontramos. Una vez en un restaurante vi a esta pareja y el esposo a mano pelá, le sacó uno de su barbilla. Miré alrededor que nadie la estuviera viendo; yo me

muero, si me pasa, así que siempre me estoy che-
queando por si acaso».

– Sofía, 51 años

Intolerancia a la lactosa

Existen otros cambios que pueden sorprendernos como
la intolerancia a la lactosa. En la menopausia, la falta
de estrógeno y la alteración de la microbiota intesti-
nal provocan cambios que pueden llevar al desarrollo
de insensibilidades a los alimentos, inflamación y enfermedades autoinmunes, entre otras. La intolerancia
ocurre cuando el cuerpo reacciona negativamente a la
proteína láctea. Esta es una tendencia creciente entre
las mujeres en la perimenopausia. Todo comienza con
burbujeos, hinchazón en el abdomen, gases, diarreas o
vómitos luego de ingerir café con leche, quesos, pizza
y mantecados. ¡Imagínate! Son todos estos alimentos
ricos y tentadores. Lo que ocurre es que el estómago no
puede digerir completamente el azúcar (lactosa) en los
productos lácteos. Esa intolerancia a la lactosa proviene
de un déficit de lactasa, una enzima digestiva producí-
da en el intestino delgado necesaria para la descompo-
sición de la lactosa.

Quién me iba a decir que iba a ser intolerante a la lactosa, cuando creía que eso era más una moda que otra
cosa. Pues, a mis 58 años, comenzó una hinchazón en
el estómago, burbujeo en el intestino, dolor intenso y
gases explosivos. ¡Horrible! Lo más embarazoso de mi
vida. Cuando le pregunté a mi ginecóloga que quería
hacerme la prueba de intolerancia, me dijo: «Para qué,

si ya lo sabes, solo vas a gastar dinero». Tenía razón, pero yo quería saber a ciencia cierta. Bueno, pues hice un cambio a leche de almendras y, en ocasiones, leche sin lactosa en el café. Saqué de mi lista de alimentos todos los postres con leche, quesos, pizza, yogurt, mantecados y mantequilla, y se siente la diferencia. Pero esto no es vida, al tener que evitar los mejores placeres de las comidas. Podía optar por tomar pastillas para degradar la lactosa, pero eliminar la lactosa fue mi elección.

Recuerda: si eliminas los productos lácteos, debes incluir otros alimentos en tu dieta para suplementar el calcio como las almendras, el brécol y las semillas de ajonjolí, entre otras. También puedes recurrir a los suplementos de calcio y un poquito de sol para garantizar su absorción. Después de todo, es cuando más lo necesitamos. Consulta a tu profesional de la salud.

Menotip: Es importante que sepas que cuando ingieres leche a la cual se le ha degradado la lactosa, la misma te va a saber más dulce. Recuerda quitarle algo de azúcar a tu medida regular para endulzar el café o aquel alimento que estés confeccionando con esta leche. Además de comprar los productos libres de lactosa, es importante incorporar a tu dieta prebióticos (sustancias presentes en la fibra vegetal) e ingerir cápsulas de probióticos como suplemento. Más adelante, te explico en detalle su uso y los beneficios de utilizarlos.

Ten cuidado también con alimentos procesados que contienen leche como las sopas instantáneas, salsas, mezclas para hornear, aderezos para ensaladas, y hasta algunos helados de fruta que contienen leche. Revisa las etiquetas y busca si contiene algún derivado de la leche. Es mandatorio por la FDA (Food and Drug Administration) poner una advertencia en las etiquetas si el producto contiene leche. Algunos restaurantes, como Cheesecake Factory®, advierten en el menú si el alimento está preparado con leche. También, algunos medicamentos pueden contener lactosa, así que asegúrate de ponerlo en tu récord médico.

Paso 1:
Autoevalúate

1. Cuando creas reconocer los siguientes síntomas, evalúate. A modo de resumen, te ofrezco este metro de la menopausia (menómetro) con una lista de 24 señales en tu cuerpo que más o menos hemos descrito:

Señales leves
- Metabolismo lento y aumento de peso
- Cansancio físico y mental
- Irritabilidad y cambios de humor
- Menstruaciones largas o más cortas o pasar meses sin ella
- Calambres frecuentes en las piernas, por la noche
- Olvidos leves frecuentes (olvidar las llaves, los espejuelos, el celular, dejar la nevera abierta)

Falta de concentración y dificultades para pensar claramente por momentos

Señales moderadas

Pérdida o adelgazamiento de la hebra del cabello

Piel seca (codos, tobillos, cara)

Vellos en la barbilla

Oscurecimiento del vello facial

Pérdida de volumen de los senos

Reducción de la labia genital

Señales severas

Hot flashes o sofocones

Sudoraciones nocturnas

Cold flashes o escalofríos

Insomnio y problemas para dormir

Gas e inflamación frecuente en el estómago (intolerancia a la lactosa)

Sensación de cortes microscópicos en la vulva

Infecciones frecuentes por bacterias u hongos vaginales (ej.: una al mes)

Infecciones de uretra

Resequedad vaginal que produce ardor o dolor durante las relaciones sexuales

Falta de deseo sexual

Depresión

2. Anota estos cambios o síntomas. Lleva notas en tu teléfono móvil por mes o por año (ej.: Mis cambios —y escribes el año). Así los tendrás a mano siempre, tanto para escribir en cualquier lugar como

para recordar. Describe con algún detalle lo que sientes. Más tarde estas notas te servirán de mucho, pues lo más seguro es que no te vas a acordar: ya no podemos confiar tanto en nuestra memoria.

Puntos a recordar

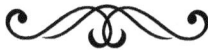

1. La peor etapa será la perimenopausia, pues no conoces los síntomas aún y no entenderás los cambios de tu cuerpo.

2. Ninguna mujer sentirá los mismos síntomas ni durante la misma cantidad de tiempo. No hay reglas.

3. Aunque pienses que tu cuerpo quiere autodestruirse, los síntomas aminoran o, en su defecto, te acostumbrarás y aprenderás a manejarlos. Recuerda que este es un proceso de transformación mediante el cual aflorará tu Meno Diosa. Bríndate cuidados y atenciones... verás la luz al final del camino.

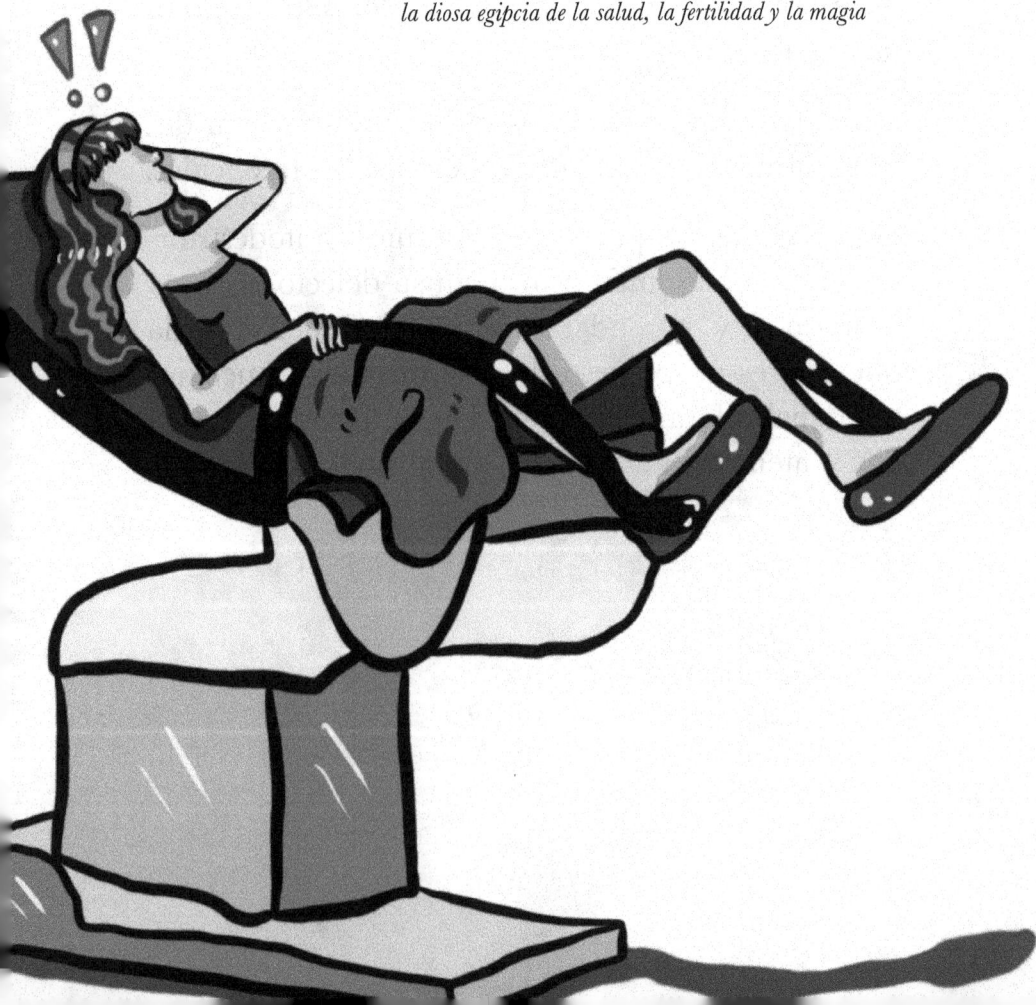

«*Mira a ver qué vas a hacer conmigo, quiero volver a sentirme diosa*».

–Isis,
la diosa egipcia de la salud, la fertilidad y la magia

Isis y el trauma con el ginecólogo

Los estudios señalan que esa primera visita al gine-cólogo para identificar qué te está pasando en esta etapa es crucial para nosotras.

Existe una brecha
en el tratamiento médico

Nada más frustrante que buscar ayuda médica y que te despachen con un diagnóstico ligero o, por el contrario, con un comentario misógino como «Eso es que te estás poniendo vieja». En el mejor de los casos, te atienden algunos de los síntomas, pero no la condición. Para la mujer es difícil explicar los síntomas, especialmente, en la etapa de la perimenopausia. ¿Por qué? Porque nunca ha experimentado estos síntomas y no está segura de que estén relacionados y, aunque lo sospeche, es duro aceptarlo públicamente.

Algunos profesionales de la ginecología no te hablan de lo que está por venir aun cuando ven en el récord que tienes cuarenta y tantos años. En mi percepción, podría decir que algunos no quieren hablarlo a fondo o hablan en términos muy técnicos para no dejarse entender porque no se sienten cómodos. Existen varias razones entre las que se encuentran los mitos de la sociedad de que está mal implicar la edad a una mujer y mucho menos, si se trata de la menopausia.

Menowiki: Una encuesta realizada por doctoras de la Escuela de Medicina de la Universidad de Johns Hopkins a estudiantes residentes de Ginecología y Obstetricia, publicada en el 2013, reveló que el 80% de estos se sienten poco cómodos al tratar el tema de la menopausia, aunque el 70% desea capacitarse en el tema, el cual es una subespecialidad de la ginecología. Esta encuesta también reveló que solo el 20% de los participantes tomaba cursos en menopausia, los cuales son muy escasos en los currículos de las escuelas de medicina y no son tomados por todos los estudiantes porque no son cursos requisitos. Este estudio ha sido destacado en muchas revistas —entre estas la revista *American Association of Retired Persons (AARP)*, en su edición de septiembre de 2018— e infiere que la realidad es que atender partos puede ser más remunerador económicamente que atender mujeres adultas, para lo cual se necesita una subespecialidad que le brinde al médico mayor conocimiento técnico de los cambios que genera la disminución hormonal en el cuerpo.

Existen algunas experiencias traumáticas en las que las mujeres que entrevisté citan que, al no estar embarazadas, fueron relegadas a un segundo plano a pesar de acudir con verdaderas emergencias como lo es un sangrado profuso. Lo cierto es que, en una oficina de ginecología, la menopausia no es una prioridad. El mismo artículo de *AARP* hace énfasis en que tres de cada cuatro mujeres que buscan una respuesta médica durante la menopausia, no la reciben.

> « Le pregunté a mi ginecólogo si era que estaba entrando a la menopausia y me dijo que no, que todavía estaba joven para eso. Entonces fue más difícil asociar o entender qué era lo que me pasaba».
>
> –Camila, 45 años

Por lo tanto, es bien importante que determines si tu ginecólogo obstetra posee alguna subespecialidad en menopausia. En esta etapa, la Isis que habita en ti se va a poner más exigente y no va a someterse al mal servicio de una oficina médica. Algunas mujeres que consulté me dijeron que nunca habían ido a chequearse. A muchas mujeres les da vergüenza tener que hablar de los síntomas y se resignan a padecerlos.

En el caso de las mujeres en la menopausia que van disciplinadamente a su chequeo anual, pocas dan segundas oportunidades y se van sin decir adiós. En las oficinas médicas ocurren muchas situaciones que durante el curso de vida de una mujer pueden ser realmente traumáticas. Recuerdo cuando tuve mis dos embarazos que esperaba horas en sala para que me atendieran. Las asistentes de la oficina médica claramente hacían amistad con clientas que traían regalos o que eran conocidas o familiares y sus turnos eran adelantados de forma muy soslayada y el médico ni sabía que esto pasaba. ¿Se imaginan cuánto tiempo le toma a una mujer embarazada completar sus citas en un escenario como este? Pues una Meno Isis no se somete más a esto.

« En una ocasión, me dejaron en la camilla esperando. La secretaria me dijo que el obstetra había tenido una emergencia de parto. Allí reflexioné que eso no era lo que yo necesitaba y dije: "No voy a esperar aquí desnuda, tengo mucho frío". Me vestí y salí por aquel pasillo, y nadie me detuvo. Tampoco me preguntaron por qué me iba. Después de todo, ya había pagado el deducible de los servicios. Mucho menos me llamaron para saber por qué me fui. Nadie me extrañó. Tenía 53 años y yo no era prioridad. Esto era evidencia de que ellos no me necesitaban ni yo a ellos».

–Dafne, 54 años

Lo que vivió esta mujer es una de tantas experiencias traumáticas. En mi caso, estuve en la búsqueda de un servicio especializado por mucho tiempo. Cambié de ginecólogo tres veces. En ese punto, todavía no entendía que lo que estaba mal era seguir buscando ginecólogos obstetras, cuya especialidad son los partos y, por lo tanto, su prioridad no es atender las mujeres adultas.

¿Estás con el profesional de la salud correcto?

Después de dos años de búsqueda, a mis 50 años, fue una mujer geriatra con conocimiento en medicina de familia alternativa quien me hizo entender lo que me pasaba. Me dio la orden médica para hacerme mis primeros análisis hormonales. Hubiese esperado que fuera mi ginecólogo el que me enviara esos análisis. Como era de esperarse, en los resultados de los análisis estaba clarito el deceso hormonal. Tras el diagnóstico, todo fue un proceso de más análisis, consultas y experimentos que aquí les cuento para encontrar finalmente ese punto de equilibrio que todas anhelamos para ser más felices.

Te voy a dar tres señales para que sepas si estás con un especialista al que le importas.

Primera señal: La cita es por hora y se da a la hora exacta o cumple con tu hora de cita con preferencia durante la próxima media hora de la misma. Si hay algo que valoro es a ese profesional médico que respeta el tiempo asignado a cada paciente. No entiendo por qué si te van a atender a las cuatro de la tarde, te quieren allí desde las nueve de la mañana.

Segunda señal: Te guía mediante preguntas y te escucha atentamente. La geriatra me fue dirigiendo con preguntas muy atinadas y escuchó todos los síntomas. Después de preguntar y escucharme durante media hora, me contó su análisis preliminar y me envió a hacerme unas pruebas específicas a un laboratorio especializado en hormonas y micronutrientes.

Tercera señal: Análisis especializados (no los de rutina). Cuando busqué mis resultados, salí con el esperado desequilibrio hormonal, pero muy a mi sorpresa una serie de micronutrientes estaban por debajo, los cuales son muy importantes para el buen funcionamiento del organismo, la utilización de la energía y la tonificación de los músculos, entre otras funciones. Tenía una deficiencia en cuatro de las ocho vitaminas del complejo B como lo es la B2 (riboflavina), B6 (*pyridoxine*), B12 (biotina, ácido fólico y cobalaminas) y la B5 (*pantothenic acid*).

También tenía muy bajo el nivel del antioxidante glutatión (compuesto de tres aminoácidos), el cual es el más poderoso del cuerpo. El glutatión es producido por nuestras células y se encarga de eliminar los radicales libres cuando hay estrés oxidativo. Cuando estamos deficientes de glutatión, las células no pueden llevar a cabo sus actividades de forma óptima. Por eso no tenía energía ni motivación para hacer la rutina diaria. Además, la prueba *Spectrox* que mide la función antioxidante total también estaba baja. Los resultados del laboratorio incluso me daban las dosis de suplementos recomendadas para mí. **Esa visita médica fue propicia para conocer exactamente cuál y a qué niveles estaba el desequilibrio hormonal, entender sus efectos y cómo balancear con vitaminas, ejercicio y suplementos lo que las hormonas ya no daban.**

Ahora bien, el que haya sido una geriatra quien me identificó el problema, no significa que las consultas con un especialista de la ginecología no sean necesarias, pues hay elementos que una geriatra no puede atender. Por eso, también busqué una ginecóloga de mujeres adultas y me aseguré de que no atendiera partos. Excelente servicio, atienden por hora y son muy sensibles a los síntomas propios de esta etapa. En mi opinión, si la ginecóloga es también una mujer adulta, sabrá exactamente por lo que estás pasando porque lo habrá vivido y te ofrecerá un servicio diferente, con mayor atención. También las ginecólogas *millennials* tienen técnicas nuevas y como están acabadas de graduar, poseen algunas especialidades diferentes a las de hace cuarenta. **Lo más importante es que no atiendan partos para que no compitas por el tiempo de consulta.**

Lo cierto es que la mayoría de las mujeres no reciben ni las contestaciones adecuadas de su médico ni un tratamiento justo. Los estudios señalan que esa primera visita al ginecólogo para identificar «qué me está pasando» es crucial para nosotras. Lo más importante es la información que recibes del médico. Este profesional debe saber cuáles son las ideas con las que la mujer está lidiando internamente y para eso tiene que escucharla atentamente. Es posible que la mujer no pueda apalabrar lo que siente. Si este es el caso, este profesional debe hacer la pregunta clave: «¿Qué es lo que le preocupa?».

« Los problemas de calores, mal humor, cansancio, insomnio me llegaron a los 49. Estaba en negación. En el proceso, los médicos descubrieron que también tenía problemas con la tiroides. Comencé a engordar y dejé de hacer los ejercicios por la frustración de no poder rebajar. Con los medicamentos correctos, los síntomas fueron aminorando y también los de la menopausia. No creo saber distinguir ahora cuáles eran por la menopausia y cuáles eran por la tiroides».

–Helena, 53 años

Cuando el profesional ha satisfecho todas tus dudas a través de las preguntas adecuadas y respuestas, entonces debe orientarte en detalle en cuanto a cuáles son los tratamientos más seguros para ti. No basta con calmar tus síntomas. Este profesional debe conocer los miedos que sienten las mujeres, principalmente durante esta etapa, y calmar tu ansiedad. Esto es importante porque se sabe que cada mujer formará un criterio de la menopausia, según cómo se lo explique su médico.

Paso 2:
Descubre tu tratamiento médico

1. Busca recomendaciones de cuál va a ser ese profesional de la medicina que atenderá tus años de mujer adulta. No temas ir a una geriatra por pensar que es una profesional solo para viejos. Un ginecólogo especialista en menopausia será vital también para tener tus consultas médicas anuales (si es mujer, te entenderá mucho mejor).

2. Cuéntale todos los síntomas de una vez. No tengas vergüenza. Si tienes pareja, llévala contigo a la cita. Así entenderá los síntomas y por lo que estás pasando y no te pondrá más presión de la que ya tienes.

3. Si la doctora no te sugiere un análisis de sangre para ver el conteo hormonal y de micronutrientes, sugiéreselo tú. Ten presente que no todos los médicos podrán justificar un análisis de micronutrientes, puesto que su profesión les requiere que haya una condición relacionada. Sin embargo, es importante que sepas dónde estás en cuánto a los niveles de micronutrientes y hormonas.

4. Con los resultados en mano y explicados por la doctora, pídele que te hable también de tratamientos naturales disponibles en el mercado que puedan beneficiarte. Si no cree en la medicina natural, entonces deberás buscar otra opinión médica. Hoy día hay decenas de profesionales de la medicina tradicional que han incorporado la medicina alternativa y están capacitados para recomendarte los mejores suplementos en el mercado sin que tengas efectos secundarios.

5. Una vez tengas las recomendaciones de tratamientos naturales, prueba si te vienen bien. No todos los tratamientos funcionan igual en todas las mujeres. No te quedes con un solo tratamiento. Tampoco pienses que nada funciona. De esto hablamos en el capítulo **Gaia y su terapia natural para una Meno Diosa.**

6. Pregúntale a la doctora si la terapia hormonal es recomendable para ti. Se sabe que las hormonas de reemplazo son el tratamiento más eficaz para la atrofia y sequedad vaginal. Sin embargo, es importante que sepas que la terapia de reemplazo hormonal ha sido asociada con el cáncer en un sinnúmero

de estudios. Esto es muy diferente a decir que «el reemplazo hormonal con estrógeno causa cáncer». Cuando decimos que está relacionado, lo que digo es que se ha encontrado un aumento significativo de casos de cáncer en mujeres que usaban terapia de reemplazo hormonal. En lugar de hormonas en pastillas, parchos o *pellets*, las cuales entran al torrente sanguíneo, pídele a la doctora que te recomiende la anilla para el cuello uterino o una crema vaginal con estrógeno. La crema se aplica localmente y se puede administrar en dosis muy bajas, lo cual es más seguro que los tratamientos anteriores. Sin embargo, tampoco deben ser usadas por mucho tiempo, especialmente, si tienes predisposición genética al cáncer. Úsalo solo en lo que tus síntomas mejoran.

7. Es importante que, si tienes síntomas confusos, te asegures de que te envíen a hacer otros análisis como lo es el de la tiroides. A veces, los síntomas de tiroides se confunden con los síntomas de la menopausia. En Puerto Rico se reportan más de 300,000 personas que padecen alguna enfermedad de la tiroides. Las mujeres son más propensas a desarrollar enfermedades de la tiroides en comparación con los hombres, especialmente, después de un embarazo o durante la menopausia. Lo indicado es que tu doctora te ordene la **prueba de sangre TSH** que mide la cantidad de la hormona estimulante de la tiroides para la detección de hipotiroidismo o hipertiroidismo. El hipotiroidismo se trata reemplazando la deficiencia de la hormona.

8. Pregunta sobre las enfermedades cardiovasculares y la osteoporosis. La disminución de estrógeno favorece una disminución del colesterol bueno de alta densidad (HDL) en el hígado y el aumento del colesterol malo de baja densidad (LDL). También puede comenzar el proceso de osteoporosis cuando se altera la absorción de la vitamina D y el calcio en los huesos.

Puntos a recordar

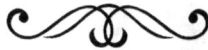

1. Formarás el criterio de la menopausia, según quién te lo explique primero (esa puede ser tu madre, tu doctora o según la sociedad lo dicte).

2. En esta etapa, los ginecólogos dedicados a la obstetricia tienen sus prioridades puestas en los partos. Es el momento de buscar alguien especializado y, si es mujer, mejor.

3. Considera ir a un geriatra, el especialista en condiciones de los adultos mayores también incluye los aspectos sicológicos y sociales.

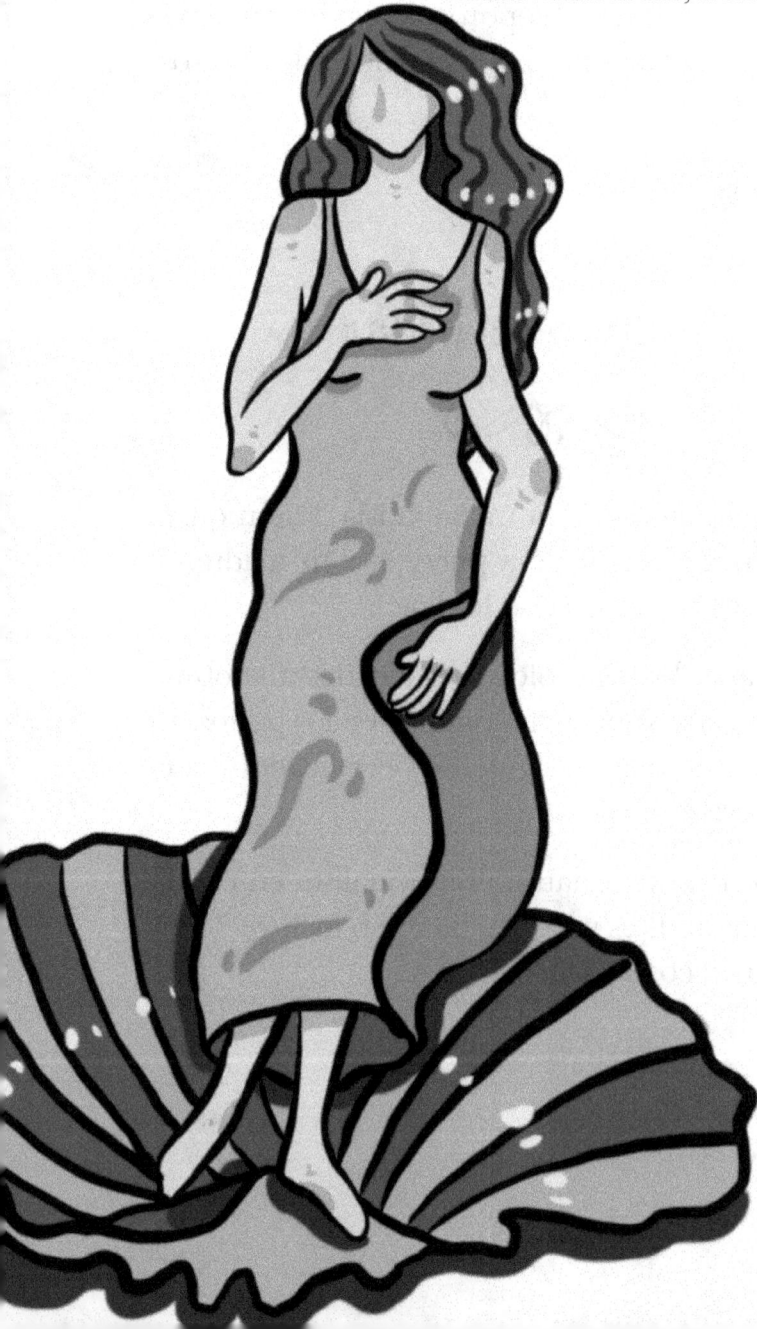

«No puedo ser la diosa del amor en estas condiciones».

−Venus,
la diosa romana del amor, la belleza y la fertilidad

Venus quiere
una vagina nueva

Conservar esa pareja de años durante la menopausia es una inversión en salud y años de vida.

Sin hormonas no hay paraíso

No hay lugar para tertulias como el salón de belleza. Las conversaciones pueden ser superficiales, pero a veces bien profundas. Una vez a la semana, mujeres y hombres de distintas edades pagan por los mimos y un lavado de cabeza. El tema de la menopausia es uno muy común entre las mujeres maduras. Una vez en alguno de estos salones, una mujer mencionó lo siguiente: «Algunos matrimonios de muchos años se rompen cuando la mujer llega a la menopausia». El estilista le dijo: «Mi mamá es una. Ella dejó a mi papá cuando cumplió los 50 y se fue a vivir a los Estados Unidos. Mi papá se quedó en Puerto Rico, pero no se quiere divorciar, se ven de vez en cuando. Mi madre dice que no lo necesita. Dito, mi papá...», y rompió a reír. Entonces otra mujer dijo: «Si supieras que a mí me ha dado con celar a mi marido, lo que nunca. Es como si sintiera que lo voy a perder».

He aquí el tema más delicado para una Meno Venus: «¿Cómo le digo a mi compañero que no es que no lo quiero, es que me siento distinta, que ya no me acompañan las hormonas de la libido y que no deseo eso?».

Este no tiene que ser tu caso, hay muchos matrimonios que sobrepasan esta etapa de manera triunfante y se acompañan al final de los días. Claro, es más fácil salir corriendo; lo difícil es trabajar las situaciones que surjan con compromiso y solidaridad. Pudiera pasarte que no quieras estar con nadie o que simplemente no deseas la intimidad. O, al contrario, que desees intimidad, pero la resequedad vaginal te produce dolor durante el coito y entonces lo evitas.

El bajo nivel hormonal es algo que explicará muchas de las sensaciones de tu cuerpo. Sin embargo, nadie tiene un libro de recetas de «a tantos niveles de hormonas, sientes esto y aquello y debes hacer esto y lo otro» porque, así como cantidad de mujeres existe en el mundo, así de diferentes son las sensaciones, y no podemos generalizar.

《《 En esta etapa, a uno no le interesa eso [el sexo]. Para mí no es justo. En mi caso, le expliqué a mi esposo, aunque él poco había notado [los cambios]. Nuestra vida sexual sigue relativamente normal. Nunca he recibido una queja de su parte».

–Aurora, 54 años

«Yo no tengo pareja hace mucho. De modo que no sé ni cómo se siente [risas]. Bueno, a juzgar porque ni siquiera he intentado estar con alguien, supongo que eso se afecta mucho».

—Adriana, 52 años

Las mujeres con pareja que desean continuar su relación generalmente encuentran alivio con la terapia de reemplazo hormonal. Para todo hay solución. Algunas estrategias alivian algunos síntomas y otras, pueden aliviar todos los síntomas.

«Me perdonas, pero nadie habla de esto. Mi proceso de menopausia fue largo y con todos los síntomas en *high*. Sudoraciones, insomnio, la memoria en una nube y, lo peor, pérdida de la libido y resequedad vaginal. La ginecóloga me recetó Replens®, que comprara un *dildo* (nada que ver porque mi marido me encanta, gracias) y me envió a la psicóloga. *Sorry*, esto fue real. Fui a la psicóloga. El Replens® me ayudó, pero se puso demasiado caro y no me lo cubría el plan. Le pedí que me recetara testosterona para ver si me ayudaba, y en lo único que me ayudó fue en darme mal humor y barritos. En fin, descubrí los *pellets* bioidénticos y creo que por fin me siento como nueva. Desafortunadamente, no hay plan que lo cubra y es caro. Pero hago el sacrificio y me los voy a poner cada seis meses. Esto ha sido lo que me ha funcionado».

—Ofelia, 60 años

Menowiki: La Asociación Española para el Estudio de la Menopausia indica que un 32% de las mujeres puede padecer disfunción sexual.

Los estudios que se describen a continuación comprueban que una de las causales de divorcio durante la mediana edad está relacionada con las etapas de la menopausia. En España, por ejemplo, la mayoría de los divorcios se registran a los 44.3 años de las mujeres. Uno de los estudios, tal vez el más abarcador, fue el comisionado por la *AARP Magazine* en el 2004 que incluyó 1,147 participantes (566 mujeres y 581 hombres), entre los 40 a 79 años de edad. Los resultados demostraron que el 66% de los divorcios fueron generados por las mujeres.

Otro de los estudios fue llevado a cabo por la Columbia Commonwealth University, en Long Island, Nueva York, en el 2011. En él se investigó 110 mujeres de 45 a 60 años para ver si los síntomas perimenopáusicos/menopáusicos tuvieron efectos negativos en las relaciones maritales a largo plazo. Los resultados fueron significativos en cuanto a la correlación de la pérdida de deseo a la intimidad sexual y cuánto afectó la relación con su pareja.

« No es hasta que la vives, que te das cuenta de lo terrible que puede ser. Yo comencé a los 49 años, pero lo más malo fue como a los 52. Lo pasé en silencio porque no quería que nadie notara mis reacciones. Al principio, no sabes cómo manejar los síntomas. Nunca lo quise hablar con mi esposo, él era mi segundo esposo y llevábamos juntos muy poco tiempo. No había tanta confianza y temía que, al decirle, perdiera su interés en mí. Ahora pienso que le hice creer que era un problema entre nosotros. Comenzamos a tener discusiones seguidas; él me reprochaba constantemente y no podía decirle nada, porque ni yo misma entendía bien lo que pasaba. Aunque ahora lo veo todo claro, sé que esto [el divorcio] debía pasar. Aprendí una gran lección: si tienes que irte que sea porque llevas tu dignidad contigo».

—Eneida, 56 años

Entre los detonantes de que se inicie el trámite de un divorcio se encuentran la incertidumbre que sienten las mujeres, la falta de comprensión de la pareja, los episodios de crisis debido a la falta de sueño, los cambios de humor y depresión y la falta de la libido. No es de extrañar que la base de los divorcios esté en la cama, ya que las mujeres experimentan dificultades sexuales y disminución del deseo sexual durante la menopausia.

«Me sentía poco atractiva pasando por tantos cambios, el agotamiento, me deprimí y siempre tenía mal humor. Fue tan confuso... y decidí aislarme para evitar herir a mi pareja, no era la mejor compañera para nadie».

—Nereida, 57 años

Por otro lado, se cree que tu diosa Venus adquiere un sentido de libertad y desapego en el que ya no ve la relación de pareja como antes. La historia más triste la vivió esta mujer, víctima del maltrato desde recién casada. Una mujer hermosa, que dedicó su vida a sus hijos, no terminó de estudiar la universidad y no sabía conducir. Sufría de maltrato físico y verbal. Cuando llegó a su perimenopausia, se encendió en ella las ansias de libertad, cansada de aguantar el maltrato.

«Yo creo que tenía "la peri". Mi situación en el hogar se tornó bien difícil y violenta, no podía ni pensar que tenía algo; estaba mala de los nervios. Tanta denigración que recibía como mujer, palizas, regaños y bofetadas en público. Me sentía que no servía para nada porque él me trataba como bruta. Al final, cuando aprendí a guiar, fue como una oportunidad para sobrevivir. Y él cada vez estaba más agresivo por una condición que tenía y no se tomaba los medicamentos. Después de los golpes, bajaba su agresividad. Por pena no lo dejaba. Si no me separaba, me iba a volver loca o me iba a matar. Ya, cuando lo dejé, mis hijos estaban grandes y yo quería un futuro, tranquila, sin él. Me puse a dieta y hacía ejercicios. Ahora tengo fobias y la autoestima él me la dañó mucho. Por eso no me gusta estar en sitios donde hay mucha gente. Ahora estoy sola, pero soy feliz».

—Minerva, 63 años

Este último caso es uno extremo que logró salir del ciclo de violencia durante el proceso de la menopausia. Este fin hormonal, le quita los filtros a la mujer de cómo ve las situaciones y cómo se comunica. La mujer está en modo de supervivencia y no desea negociar como antes. Se le hace más difícil ser sumisa.

¿Y ellos cómo lo toman?

Los estudios confirman que un gran número de hombres carecen de información sobre la menopausia o poseen un conocimiento rudimentario que les impide saber las necesidades de su pareja durante estos cambios. Sin embargo, reconocen que si ellos cambian de actitud, pueden ayudar a sus compañeras a conservar su relación. Esto fue confirmado por un estudio en Brasil entre hombres casados con mujeres que estaban en la menopausia. Las preguntas del estudio estaban dirigidas a ver cómo ellos perciben a sus esposas, cómo ellos se comportan, cómo manejan las situaciones y cuáles eran las necesidades de ellas en cuanto al apoyo social y ayuda médica. Estos hombres coincidieron en que esta etapa era para empezar un nuevo tipo de relación con pequeños ajustes, entre los que se encuentran estar lejos cuando el humor de ella cambia, ser tolerante y evitar conflictos. Lo vieron como una transición del matrimonio en la que el deseo sexual disminuyó, pero que esperaban que fuera transitorio. Fue crucial entre ellos buscar información en Internet, entre amigos y con sus hermanas, para entender a su pareja. Finalmente, mostraron un interés muy particular en tomar terapias de pareja y que los profesionales de la salud los incluyeran en las visitas para obtener información de cómo manejar los síntomas.

En el caso de los hombres comprensivos y buenos padres, las reacciones son bastante parecidas a este estudio. Conversé con algunos hombres que persisten en una relación aun después de que se han ido las hormonas de su Venus.

《 Bueno, más que nada, es ver cómo se transforma con un *hot flash*. La ayudo buscando el abanico cuando le da. Primero, me muero de frío, antes que subir la temperatura del aire; todo para que ella esté bien. Entonces lo resuelvo poniéndome una boina en mi cabeza para soportar el frío cuando nos acostamos. Me da angustia pensar que se vaya la luz y que ella no lo va a pasar bien».

– Francisco, 60 años

Para estos hombres no deja de ser terrible que su Venus, a la que siempre amaron por unas cualidades particulares, deje de existir frente a sus ojos. Es un periodo de mucha negociación y si los dos no están ahí, se pierde mucho del encanto de esta etapa que es preciosa, pues el resultado es gratificante. Los hombres verán la transformación de su compañera al convertirse en una Meno Diosa. Algunos hombres coincidieron y expresaron con entusiasmo: «¡Tengo una mujer nueva!».

Ellos también padecen de cambios hormonales cuando los niveles de testosterona bajan, pero estos cambios son menos abruptos que en la mujer. Muchos hombres no entienden los cambios asociados con esta etapa. Si este no es un tema común entre mujeres, entre hombres lo es mucho menos. Tal vez la experiencia más cercana es la de sus madres. Entonces es recomendable que los médicos incluyan dar mayor información a los hombres que acompañan a sus parejas durante las visitas médicas.

« La he notado más irritable, y le cambia el ánimo. También algunos cambios fisiológicos, a veces hasta febril. Se le olvidan algunas cosas. Pero yo entiendo mucho de lo que le pasa porque vi a mi mamá que le dio bien fuerte. Esto cuando yo estaba en la universidad. Para poder ayudarla en ese momento, tuve que leer del tema».

– Rogelio, 48 años

Son muy pocos estos hombres valientes y caballeros, los que negocian, buscan hablar del tema y colaboran con su pareja.

« He hablado con profundidad con mi pareja sobre el tema porque esta etapa nos afecta a ambos. Es necesario hablar. Busco todas las maneras de apoyarla. Trato de mantener la casa en orden. Me la paso comprando suplementos para ella y le recuerdo que se los tome. Me da mucha pena verla pasar angustias. Trato de tener paciencia y entender que esto es normal».

– David, 50 años

Parecería suficiente que los hombres comprendan las causas y apoyen a la mujer en todas las facetas, pero no. La pregunta aquí es «¿hasta cuándo y cómo hacerlo?».

La verdad es que, a menos de que ambas partes deseen hacerlo y se propongan trabajar juntos, otro divorcio será parte de la estadística.

Este es el caso de este hombre de 45 años con su compañera de toda la vida, una hermosa pareja que vi comprometerse, casarse, tener hijos y amarse entrañablemente. De pronto comienza el distanciamiento, el «no tengo deseos de salir, estoy deprimida». Este hombre percibió que su compañera, esa mujer a la que había amado profundamente, ya no quería estar con él. Se sentaron a hablar sobre el tema en muchas ocasiones, pero siempre terminaban discutiendo porque la mujer se ofendía cuando él le suplicaba que fuera a un médico a chequearse. El hombre sospechaba que fuera un déficit hormonal, pero ella lo tomaba como una ofensa de que se estaba poniendo vieja. Nada es más terrible para una mujer que escuchar de su pareja: «Ya no eres tan joven». Si una mujer acepta que está entrando en la menopausia, se le cae su propio mundo interior de que ya no es joven y hermosa. De más está decir que la pareja de la que les cuento terminó en un penoso divorcio, aun cuando él continuaba amándola. Él la quería a su lado como antes. Ella, sencillamente, ya no necesitaba vida sexual, aunque sí lo quería como compañero de vida. Sin embargo, la vida de *roomates* sin sexo no es una buena combinación, y son pocos los que la pueden sobrellevar.

Existe otro tipo de hombres que puede entender a su compañera, no está dispuesto a dejar su relación íntima tan solo porque ella no siente deseos. Es en este punto cuando tienen que negociar como pareja lo que pueden mantener y comprometerse con el resultado de lo negociado. Si de verdad quieren sostener la relación porque es buena en todos los demás aspectos, hay que buscar tratamientos que mitiguen el efecto que produce el deceso hormonal en la mujer, lo cual, por lo general, llega antes que el deceso de testosterona en los hombres. ¡Hasta en eso nos hicieron dispares! No hay justicia para la mujer ni siquiera en la fisiología.

Para lograr estos ajustes, hay que tener la mente abierta, hay que hablar, escuchar lo que siente tu compañero, entenderlo desde su perspectiva, negociar soluciones y aceptarlas por respeto a la pareja.

«Para mí no ha sido una sorpresa. Esperaba que llegaran todos estos cambios en mi esposa, aunque le llegaron bastante tarde. Me gusta acompañarla a la doctora para asegurarme de que ella le menciona todos los síntomas y ver las soluciones. Siento que la apoyo, pero es ella quien negocia con la doctora. Lo más terrible para mí es que siento rechazo en la parte sexual; no me siento bienvenido. Trato de insistir menos. Otros compañeros míos hacen lo mismo. Se siente diferente. Si ella no lo disfruta, no puedo disfrutarlo igual. Tengo que tener mucha paciencia, y deseo que esto no dure para siempre».

—Antonio, 58 años

¿Qué lugar recibe la intimidad durante los cambios?

Para dos que se aman de verdad, ¿qué lugar toma la intimidad? Es difícil separar uno del otro. Una pareja que convive bajo el mismo techo, hace compra juntos, prepara la cena, se sienta a comer, hace tareas compartidas, va de vacaciones, pero que no tiene intimidad, incluso cuando tiene la capacidad fisiológica para hacerlo, deja de existir con esa magia imperceptible del amor. Noten que dije que «posee la capacidad fisiológica para tener intimidad». Sabemos que llegará ese momento cuando el sexo dejará de existir para una pareja que ha estado unida por muchos años. Eso no quiere decir que deja de existir el amor, el respeto hacia el cúmulo de experiencias vividas, los vínculos con hijos y nietos y la costumbre de estar juntos. Sin embargo, está probado que los neurotransmisores (oxitocina) que se liberan durante la intimidad, son importantes precursores de sentimientos que producen un pegamento fuerte a la pareja que amas.

《《 Mi cambio fue bien fuerte y todavía no lo he asimilado a mis sesenta años. Cuando uno se queda sola y luego, sin hormonas es muy difícil empezar una relación nueva porque no tienes las energías ni las ganas. Para mí las hormonas son la fuente de la juventud. Cuando se pierden vives a medias. Algunas mujeres pagan hasta $300 por unas inyecciones, más $50 por guantes y bandeja; son carísimos los tratamientos. Esto no lo puede pagar una mujer que no trabaja y que tiene un plan médico del gobierno, como yo».

–Meagan, 60 años

Los síntomas de resequedad vaginal son verdaderamente molestosos para la mujer durante las relaciones sexuales. No todas las mujeres experimentan esta molestia; solo en un tercio o un cuarto del total de las mujeres.

«Yo no tengo ningún deseo sexual; cuando veo a mi marido no siento como antes. A pesar de haber buscado remedios, nada funciona como lo que vino de fábrica. Desearía una vagina nueva, pero eso no es posible [risas]. Él ha sido muy paciente conmigo. Ha aprendido a vivir con esta mujer tan distinta. Hemos negociado lo que se puede y lo que no se puede. Cuando tenemos relaciones, siento que somos más fuertes como pareja y nos unimos más».

– Adriadne, 65 años

Si no tratamos la resequedad vaginal a tiempo, la misma puede afectar la calidad de vida, con matrimonio incluido. Las relaciones sexuales serán dolorosas y los condones no las mejoran, al contrario, empeoran la situación por el látex, el cual produce más irritación en la mujer. Tampoco es aconsejable usar *petroleum jelly*, aceite mineral ni otros aceites pues aumentan la probabilidad de infección. Los especialistas recomiendan comenzar con la base del tratamiento que son los lubricantes (por ejemplo, Replens®), cada tres días, vayas o no vayas a tener sexo. Los lubricantes a base de agua no ayudan mucho cuando la sequedad es muy severa. Lo que más recomiendan los médicos es el reemplazo hormonal en crema vaginal, o aros en bajas dosis que suplen el estrógeno internamente. Sin embargo, cada tratamiento de reemplazo hormonal, sea químico o natural, debe ser discutido con el médico para conocer los riesgos que presenta. Tampoco es recomendable usarlos por tiempo prolongado.

La resequedad vaginal es tal vez la más difícil de tratar si no estás utilizando un reemplazo hormonal (estrógenos sintéticos o bioidénticos). Puedes encontrar alivio con el uso de lubricantes desarrollados a base fórmulas o mezclas preparadas por tu farmacéutico que han sido recomendados directamente por tu ginecóloga. **Siempre recuerda que tu cuerpo se va a adaptar a la pérdida hormonal y, en esta etapa, busca vías alternas para producir hormonas a través de las glándulas adrenales, que fomentarán, aunque en menor grado, la lubricación del canal vaginal.**

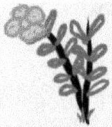

Menotip: Para tratar la resequedad vaginal se debe incorporar alimentos a nuestra dieta que contenga fitoestrógenos, por ejemplo, los vegetales de hojas verdes recomendados en el capítulo de **Gaia y su terapia natural para una Meno Diosa.** Te recomiendo que hagas pruebas con los alimentos mencionados y que evalúes tus cambios corporales en cuanto a la lubricación.

Además, algunas plantas que se cultivan en nuestro patio pueden darnos el alivio esperado. La damiana (*Turnera diffusa*), por ejemplo, es muy recomendada por sus atributos afrodisiacos. Una versión de su historia menciona que su nombre proviene de Damia que es sinónimo de la buena diosa, uno de los nombres que recibió Cibeles, diosa de la Madre Tierra en Frigia, lo que actualmente es Turquía. Otros escritos mencionan que su nombre fue dado en honor al clérigo italiano del siglo XI Pietro Damiani, antiguo patrón de los farmacéuticos. A esta planta prodigiosa de flor amarilla se le atribuye un efecto excitante y estimulante que podría contribuir a aumentar la libido. Se cultiva fácilmente en tiestos, se preparan las hojas secas para infusión y se toma como té. También la puedes conseguir en saquitos de té en tiendas de productos naturales.

Paso 3:
La guía de Venus para el amor

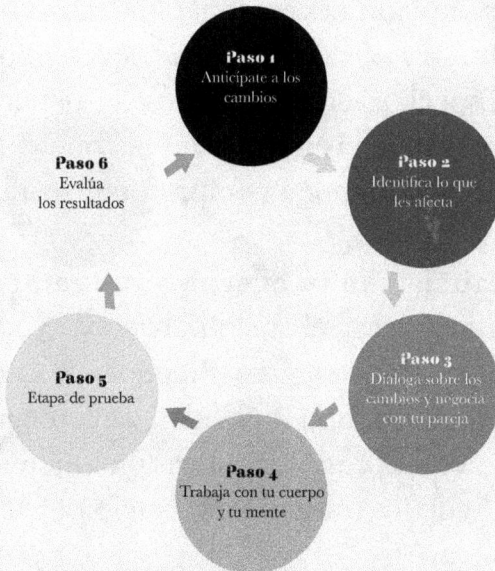

Paso 1
Anticípate a los cambios

Paso 2
Identifica lo que les afecta

Paso 3
Dialoga sobre los cambios y negocia con tu pareja

Paso 4
Trabaja con tu cuerpo y tu mente

Paso 5
Etapa de prueba

Paso 6
Evalúa los resultados

Paso 1. Anticípate a los cambios: No esperes llegar a esta etapa para hablar con tu pareja sobre la posibilidad de los síntomas que puedan surgir. Es igual que hablar sobre los métodos de planificación de la familia o sobre cómo van a criar los hijos, etcétera. En mis consultas, encontré que aquellas mujeres que han hablado con anterioridad con su pareja la pasan mejor.

Paso 2. Identifica lo que les afecta: Si estás entrando o estás ya en esa etapa, evalúa aquellos síntomas que puedan afectar o ya están afectando tu relación de pareja, como lo es el echar a un lado la intimidad por el temor a que las relaciones sean dolorosas o porque no hay deseos. También la pueden afectar tu irritabilidad, los cambios de ánimo, la dejadez y los olvidos característicos de esta etapa.

Paso 3. Dialoga sobre los cambios y negocia con tu pareja: Debes discutir estos cambios con tu pareja y negociar alternativas. Como dice una amiga mía: «Hay que buscar un acomodo razonable». Además de solicitar la comprensión de tu pareja, debes ponerte en su posición. Especialmente, si ambos no tienen la misma edad. Existen muchas parejas en las que el hombre es más joven. Ambos deben comprometerse a colaborar.

Paso 4. Trabaja con tu cuerpo y tu mente: Haz ejercicios para fortalecer el suelo pélvico y ayudar a mantener la salud de tu vagina. Pregunta a tu ginecóloga sobre las clínicas donde te ayudan a recuperar tu suelo pélvico. Si deseas practicar tus propios ejercicios de entrenamiento de los músculos del suelo pélvico, busca la página de los Institutos Nacionales de la Salud, bajo la Biblioteca Nacional de Medicina, MedlinePlus.gov. Estos ejercicios también se pueden buscar bajo el nombre de ejercicios Kegel, en alusión al doctor Arnold Kegel, quien fue el creador de los mismos. Los ejercicios de contracción del músculo pubocoxígeo fortalecerán tu suelo pélvico y te ayudarán a mantener firme el esfínter de la uretra. Para reconocer cuáles son los músculos implicados, debes contraer conscientemente ese músculo como cuando quieres interrumpir el flujo de la orina. Ese es el mejor movimiento para fortalecer ese músculo, si lo haces constantemente.

Es muy importante mantener tu mente enfocada y practicar la actitud del *fake it, until you make it.* Lo que significa que, al poner una nueva actitud mental ante la situación, cambiamos los resultados. De hecho, la neurociencia ha probado que el cerebro es plástico, que las neuronas se apagan y se prenden de acuerdo a los mandatos que les das. Si apagas una conexión con una parte de tu cuerpo, tendrás que enseñarle nuevamente cómo funciona. Por ejemplo, cuando una persona deja de caminar y está encamada, sus músculos se atrofian y ya no tendrá la misma fuerza para caminar. Pues, de la misma forma, las mujeres apagamos nuestras conexiones cerebrales con nuestra vagina cuando no tenemos pareja o cuando las relaciones son dolorosas por la sequedad vaginal. **Si no creamos un vínculo con nuestra vagina para enviarle señales de que estamos vivas, pronto el tejido se atrofiará más de lo que naturalmente le corresponde.** La conexión cerebral con nuestra vagina en la menopausia debe ser con todos los sentidos. Si la olvidamos, pronto será un vestigio de lo que era. Si te gusta el tema, busca los vídeos de la fisioterapeuta Mireia Grossmann, quien recomienda la conexión neurona y hormona.

Paso 5. Etapa de prueba: No dejes de tener relaciones sexuales con tu pareja. El tejido de la vagina es muscular y si no se ejercita, perderá aún más su elasticidad. **No olvides que los tabúes son más dañinos que el descenso hormonal.** Negocia con la creatividad, busca ese acomodo razonable. Los lubricantes pueden solucionar algunas molestias. No son una panacea, pero ayudan. Tu ginecóloga te puede recomendar los más indicados para ti.

Paso 6. Evalúa los resultados, haz los ajustes necesarios y vuelve a empezar: Haz pruebas, descarta y vuelve a intentar hasta que encuentres ese punto en que la convivencia con tu pareja no es la de *roommates* o la de conocidos que duermen en cuartos separados, sino la de una pareja que ha entrado en una etapa madura de mucho afecto, amor y comprensión.

Puntos a recordar

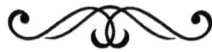

1. Siempre recuerda que, entre ambos, eres tú quien peor lo está pasando en esta etapa.

2. Si hay amor, comprensión y paciencia, esta etapa los unirá más.

3. Si la situación no es superada, el acabar una relación debe ser por razones de peso, no por aquellas que tengan solución.

«*Solidaridad, hermanas,
que esto que pasamos todas,
no te lo despinta nadie*».

−Némesis,
la diosa griega de la solidaridad, justicia y el equilibrio

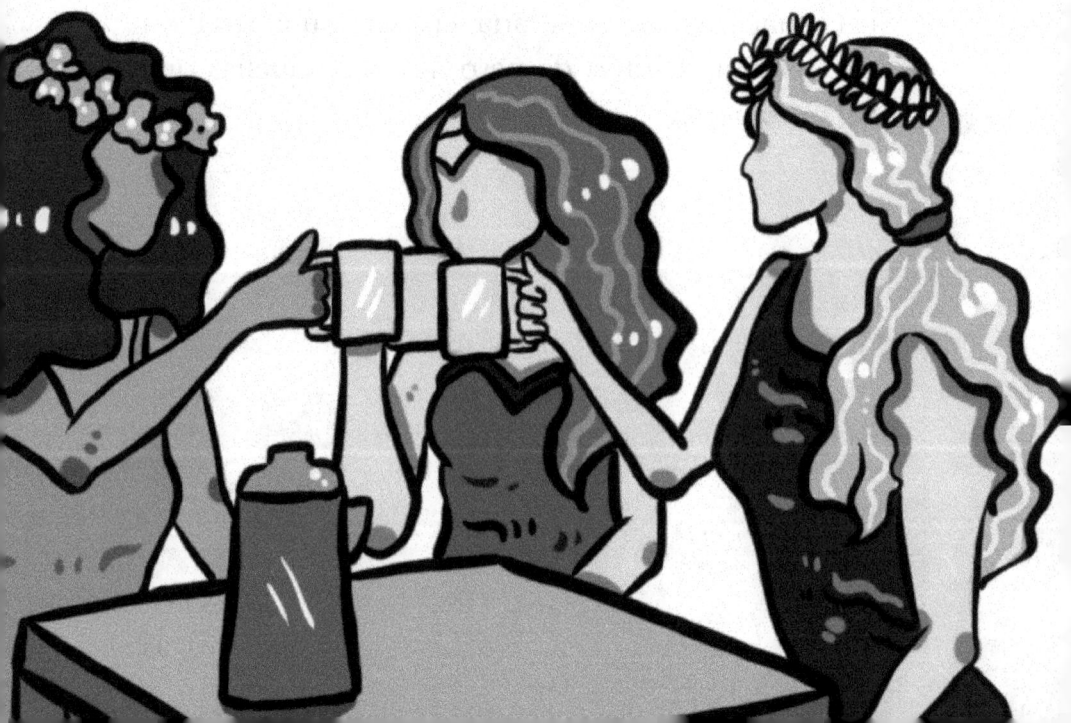

Némesis en tu círculo
de las Meno Diosas

La importancia del apoyo

El apoyo familiar y social que percibe una mujer será vital para manejar los síntomas de la menopausia. Este apoyo se mide desde la percepción de una persona que se siente aceptada, estimada y amada y que entiende que, en caso de necesitarlo, puede contar con su pareja, la familia y el círculo de amistades, lo cual redunda en bienestar físico y mental. La importancia del apoyo social ha sido medida en grupos focales y a través de encuestas a mujeres adultas.

En España, por ejemplo, se llevó a cabo un estudio para determinar el apoyo social percibido con un total de 710 mujeres en distintas etapas asociadas a la menopausia. El estudio agrupó las participantes entre las cuales identificaron 253 en premenopausia (41-51 años) (la etapa antes de comenzar la perimenopausia) que no presentaban problemas de irregularidad menstrual, 83 en perimenopausia (44-56 años) que se encontraban en alguna fase anterior a la menopausia y 129 en posmenopausia (52-65 años) que presentaban menopausia natural y se comparó con mujeres jóvenes de entre 20 y 31 años. Este estudio encontró diferencias significativas entre mujeres que sentían apoyo y las que no lo percibían. Específicamente, las mujeres que perciben apoyo social de sus familiares y amigos reportaron menos palpitaciones y menos insomnio. El estudio concluyó que el apoyo social es un protector de la salud, especialmente en mujeres en premenopausia y posmenopausia (según la clasificación de etapas usadas en este estudio).

Se ha probado también que este apoyo familiar o de amistades produce cierta satisfacción personal o felicidad, el cual es un concepto atado a la calidad de vida y el sentido de bienestar de la persona. En otro estudio en México, se entrevistó a 300 mujeres en perimenopausia y posmenopausia que no tenían terapia hormonal para determinar con cuáles variables estaba relacionada la satisfacción personal. Sin duda, el resultado apuntó a una correlación bien alta con el apoyo familiar y, en menor medida, pero también significativa, con el trabajo u ocupación que ejercían. Así que activa a tu red de apoyo para que te ayude a paliar los síntomas y a tener mejor salud y bienestar.

¿Quiénes son tu red social de apoyo?

Tu red social de apoyo la constituye un grupo de personas, entre el que se incluye tus familiares cercanos y extendidos, amigos, compañeros de trabajo y también tus médicos de cabecera o de familia. Las amigas, particularmente, toman una importancia mayor porque, sin duda, ellas son afines contigo. Sin embargo, existen casos en los que las amigas forman solo un complemento y no son necesariamente de quienes se recibe la información que te ayudará.

《 Mi red de apoyo ha sido mis lecturas e investigaciones en las bases de datos médicas. Y algunas amigas».

–Cassandra, 55 años

Durante este periodo, tendrás episodios de querer estar sola, pero también de estar acompañada para poder ventilar el tema. Esta etapa genera incertidumbre porque estamos aprendiendo a lidiar con nuevas señales, cómo nos vemos en una sociedad orientada hacia la juventud y con cambios en nuestra sexualidad.

《 Yo valoro mucho la amistad, pero ahora que me lo preguntas, creo que entre mis amigas este tema nunca lo hemos tocado. Lejos de decir que siento esto o aquello, nunca hemos profundizado sobre el tema. Me alegro de esta conversación que estoy teniendo contigo».

–Indira, 50 años

Existe también un miedo a no sentirnos comprendidas por nuestro entorno. Este recelo puede deberse a que nuestras amistades son más jóvenes y ahora no comparten los mismos gustos o porque sencillamente no estamos cómodas al compartir cómo nos sentimos.

《 Tuve un corto periodo a mis 52 años que cuando mis amigas de años me llamaban para salir, les dejaba saber que no quería ir, que no tenía ánimo o que tenía otro compromiso. Cuando estaba en grupo, las que me conocían bien notaban que me comportaba diferente. Se daban cuenta y hacían comentarios como "Qué te pasa estás roja, Chica no, no hace calor". En realidad, yo no era la mejor compañía para nadie. Me sentía mal por ellas y por mí».

–Febe, 55 años

Más vale que, si no te sientes cómoda con esas observaciones, les confíes a tus amistades lo que te ocurre. Y si no te sientes en las de confiar con ese grupo, es mejor cambiar de equipo. Las amigas que deseas conservar deben saber cómo te sientes para poder apoyarte. Si no encuentras cómo abrir el tema, haz bromas de tus síntomas. Es recomendable que les digas cómo y por qué te sientes así para que entiendan por qué no quieres acompañarlas esta vez. Lo importante es que sepan que no tiene que ver con ellas, sino contigo. Cuando lo compartes, las verdaderas amigas te entenderán y te apoyarán en el proceso. Hasta se abanican contigo para protegerte de quien no te conoce.

Recuerdo cuando le dije un comentario fuera de lugar a mi hermana (QDEP). Yo era muy joven (tendría como 27 años) y ella como 47. No recuerdo qué fue lo que pasó para que yo le lanzara un estúpido «Estás menopáusica». Usé una expresión indebida en un momento de molestia y falta de empatía hacia una mujer y, peor aún, hacia mi propia hermana. Ella se quedó pasmada; lo percibí inmediatamente que se lo dije y nunca más hablamos al respecto. Aunque traté de retribuir aquel mal momento durante todos los años siguientes, aún me cuestiono por qué lo hice. Fue una gran lección que recibí desde muy joven.

《 Me da cierta penita hablar de estas cosas. Cuando era más joven y estaba con algunas amigas, muchas veces juzgamos a otra que ya estaba entrada en la menopausia. Decíamos cosas, así como "A csta le cayeron los años encima", "Se está cayendo en cantos". Ahora siento que las más jóvenes que me observan a mis 53 años estarán diciendo lo mismo de mí [risas]. ¡Bueno que me pase!».

–Nanna, 53 años

Escenario de trabajo

En el trabajo, tu situación puede complicarse si tus compañeros son muy jóvenes o trabajas mayormente entre compañeros del género masculino. Ellos no van a entender por qué el aire debe estar tan frío por tu culpa. Se van a quejar, subirán la temperatura, abrirán cortinas y ventanas y tú «a sudar se ha dicho». No esperes que te entiendan. Serás tú la que tendrás que dejar la temperatura del aire en una confortable para ellos y traer un abanico a tu oficina que te ayude a bajar los sofocones.

Si eres jefa, sabes que tus empleados van a asociar cualquier recomendación o amonestación —que normalmente pasaría como parte de las funciones de un supervisor— a una acción tipificada como «Está menopáusica y la cogió conmigo». Ingrato, ¿verdad? Sí, ese es el precio de ser jefe. Es una posición solitaria, no importa si estás en la menopausia o no. Después de todo, los empleados a tu cargo siempre van a resentir una intervención del jefe.

Ahora, ¿qué pasa cuando quieres hablar de los síntomas con alguna de tus compañeras en el trabajo? Por lo general, encontrarás algo de recelo en abrirse a contar cómo lo pasó o qué remedios usó. Este no es el mejor escenario para hablar de este tema, pues tus compañeras pueden pensar que las van a estigmatizar de «vieja». Tuve la experiencia. Cuando le comenté a una compañera sobre mis sofocones, me dijo: «Nena, no hables de eso. Ya yo lo pasé y a esta edad, no quiero hablar de eso». Me quedé sorprendida. Ella perdió un gran momento de ser solidaria y yo me quedé con ganas de escuchar lo que aquella mujer había pasado y aprender de ella.

¿Y con quién hablar?

Cuando necesitaba ventilar sobre el tema, hablaba con mujeres que no conocía; a diferencia de las que sí conocía, la respuesta era distinta e inmediata. Pon el tema, *como quien no quiere la cosa*, en un salón de belleza (el mejor lugar) o en una sala de espera donde solo haya mujeres desconocidas. Verás cómo cada una te da su mejor recomendación para pasar esta etapa, desde los suplementos que usan hasta aquellos remedios caseros que les han funcionado bien.

Recuerdo que mientras me hacía un análisis, la técnica de sonografía y yo nos moríamos de la risa contando nuestras anécdotas de la menopausia. En una ocasión en la farmacia, cuando pagaba un probiótico (y era la única en la fila), la cajera (visiblemente en esta etapa) me preguntó para qué se usaba y, cuando le contesté, me dijo todo por lo que estaba pasando y que nunca había escuchado sobre esto. Le recomendé que visitara al médico, y me respondió que le decían que lo pasara a secas, que todo eso es normal. Sí, es normal, pero no hay por qué pasarla mal mientras tanto. En el salón de belleza, salía un comentario jocoso y se me acercaba alguna mujer a coincidir conmigo. Lo que quiero resaltar aquí es la facilidad con que las mujeres, mayormente las desconocidas, se resuelven a hablar del tema, y lo difícil que es hablarlo entre amistades.

« Sabes, muchas mujeres alardeamos entre amigas con respecto a la belleza, la salud y cuán jóvenes nos vemos. Y se nos hace difícil hablar con ellas de lo que pasamos en privado. Tiene que ser que casi la sienta como hermana para yo poderle confiar algo así, por ejemplo, sobre la intimidad».

—Larissa, 52 años

La experiencia de los investigadores en España, donde hay varios estudios sobre la apertura de mujeres para hablar sobre el tema de la menopausia, es que no existen comportamientos estándares sobre este particular. En un estudio hecho en la provincia rural de Cáceres, en España, con 64 mujeres de 40 a 60 años y que no se conocían entre sí, estuvieron muy abiertas a hablar del tema. Sin embargo, en otro estudio de la Universidad de Zaragoza, la investigadora confrontó un rechazo inicial a acceder a la entrevista y expresó que este tema era uno que se comentaba poco, incluso entre las mismas mujeres. Para las consultas que realicé entre amigas, me fue más fácil en privado a través del Messenger, mensajes de texto o llamadas telefónicas. Era más cómodo, pues me contestaban cuando podían y, a veces, teníamos conversaciones bien largas.

Otro estudio de la Escuela de Salud en la Universidad de Tel-Aviv, en Israel, investigó grupos de mujeres expuestas a programas que incluían información sobre la menopausia y en los que se les propiciaba compartir sus experiencias entre sí. El estudio concluyó que estos programas pueden mejorar las actitudes de las mujeres hacia la menopausia y cómo perciben los síntomas.

En otro grupo focal de 20 mujeres en Escocia, salió a relucir el asunto de las bromas como algo que, en algunas mujeres, les hace evitar el tener una conversación sobre el tema. También todas las mujeres coincidieron que el apoyo mayor lo deberían recibir de otras mujeres para conocer soluciones probadas.

Es vital que invoques a tu Némesis para crear tu círculo de apoyo con tus amigas Meno Diosas y compartir e intercambiar cómo se sienten. Mientras escuchamos las experiencias de otras mujeres, podemos modificar nuestras actitudes y creencias, expandir nuestros conocimientos y así promovemos la aceptación de nuestros cambios físicos.

Paso 4:
Encuentra tu círculo de Némesis

1. **Recuerda que vas a necesitar acceso a la información** (datos y sugerencias), apoyo emocional (simpatía, amor y confianza) y apoyo instrumental (servicios, tratamiento y remedios) para aprender a lidiar con los síntomas y sobrellevar esta transición.

2. **Evalúa quién será parte de ese grupo de apoyo.** Revisa tu lista de amigas. No todas nuestras amigas son buenas para todo; con algunas vamos a la playa, con otras vamos de tiendas y con otras compartimos un café. **Según con quien te rodees, así será tu realidad construida sobre la menopausia.** Tú sabrás exactamente cuáles son aquellas con quienes te sientas más a gusto para hablar del tema.

3. **Crea una oportunidad para conversar** sobre la menopausia en profundidad con una amiga cercana. Discute nuestros *Menotips* para manejar las situaciones y los retos; comparte remedios, ejercicios o recetas que ayuden a manejar los síntomas y, sobre todo, las historias más graciosas.

4. **Conéctate con amistades** de la escuela o de la universidad. Son las que tienen tu misma edad. Haz un grupo de lectura, de caminatas, comparte cenas, barbacoas o deportes como el kayak, tenis o tu preferido.

5. **Haz nuevos amigos.** Estos los puedes encontrar en actividades al inscribirte a grupos para aprender a bailar salsa, pintar, coser o cualquier técnica nueva. También puede ser un grupo de voluntarios en la comunidad.

6. **Identifica dentro de esa red de apoyo** a los familiares con quienes ya sabes que puedes contar.

7. **Haz que tu pareja cuente.** Será parte de la red social interna y, aunque los estudios dicen que más de uno en cuatro hombres no sabe nada de la menopausia, la mayoría ofrece apoyo si sabes pedirlo.

8. **Escoge ese buen profesional de la salud** para esta etapa, el mismo será vital en ese apoyo, el que, al escuchar tus inquietudes, te provea la información y el tratamiento adecuado y, además, esté pendiente de lo que no te funcione para ajustar el tratamiento.

Puntos a recordar

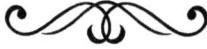

1. Las mujeres necesitamos tiempo para conocernos y entender nuestro cuerpo, por eso, cuando lo necesites, date el permiso de aislarte.

2. Las mujeres también necesitamos construir redes de apoyo en el círculo de Némesis en los que se validen nuestras experiencias y se expanda nuestra forma de ver los cambios.

3. Está científicamente probado que tus amigas tienen un poder único para sobrellevar este momento.

4. Como un acto de solidaridad, regálale un ejemplar de este libro a otra mujer que aprecies mucho.

5. Cuando eres solidaria con otra mujer, lo eres contigo misma.

Antes de terminar quiero dejarles un regalo. En la próxima sección, voy a hablarles de las tendencias naturales que existen hoy día, lo que a mí me ha dado resultado y lo que dicen las especialistas de terapias naturales.

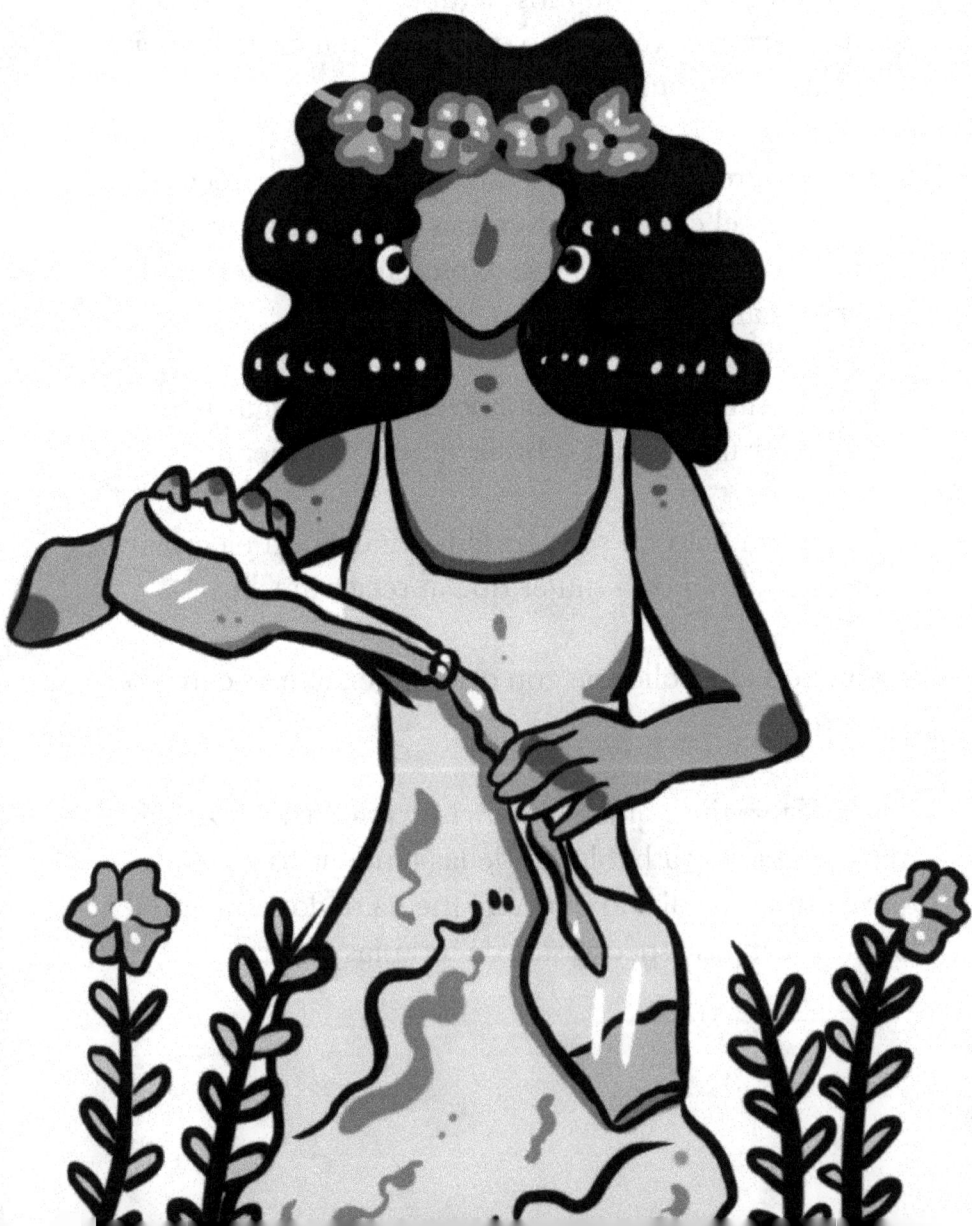

«*Con estas mujeres
se me acaban los mejunjes*».

—Gaia,
la diosa griega de la tierra (la naturaleza)

Gaia y su terapia natural para una Meno Diosa

¡Tu Meno Diosa sale a la luz! Ella es el resultado de esta etapa, la mujer que está en ti y que aflorará, si se lo permites y le das el espacio a Gaia para que comparta contigo su terapia natural en este proceso. ¡Dale la bienvenida! Te aseguro que te sentirás muy feliz.

En este periodo, el tratamiento que recibas debe atender tanto los aspectos biológicos como los psicológicos y sociales. Todos se pueden trabajar desde la perspectiva natural. Una gran mayoría de mujeres experimenta con terapias naturales para reducir los síntomas durante la menopausia. Eso quiere decir que, probablemente, tú también vas a utilizarlas. Esta tendencia ha ganado popularidad dada la gran cantidad de estudios que relacionan las terapias de reemplazo de hormonas con efectos adversos. Sin embargo, debes saber que igualmente existen estudios que no favorecen los suplementos de hierbas, y de esto hablamos en detalle.

Es común pensar que por terapia natural solo nos referimos a los suplementos naturales o remedios de hierbas. Pero no, también incluyo aquí el ejercicio, la dieta e hidratación, el descanso y las terapias mentales preferidas. Existen otras tantas de las que a lo mejor nunca has oído hablar o no sabes de qué se tratan, como las terapias de asiento o las terapias sanadoras. Estas terapias combinadas entre sí te darán el equilibrio deseado.

Este balance no se consigue saboteando las rutinas de ejercicios, la alimentación y el estilo de vida, etcétera, pero tampoco lo consigues con los excesos. La clave está en crear un estilo de vida balanceado. Por eso te presento el triángulo del equilibrio femenino:

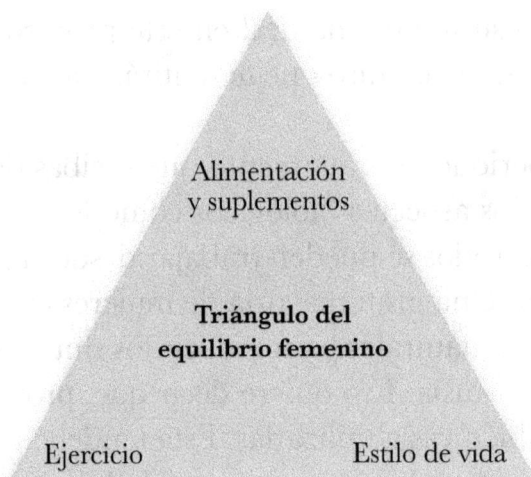

Alimentación
y suplementos

**Triángulo del
equilibrio femenino**

Ejercicio   Estilo de vida

Este triángulo posee las tres vertientes para lograr tu equilibrio durante esta etapa: alimentación y suplementos, ejercicio y un estilo de vida saludable. En palabras sencillas, para ayudar a tu cuerpo a que logre la homeostasis (balance) y se adapte a los cambios, deberás más que nunca ser fiel a una buena alimentación que incluya una diversidad de nutrientes y que añadas los minerales y vitaminas que estén en niveles deficientes. **En cuanto al ejercicio, es vital que tengas al menos una rutina de 10 minutos diaria**

y que incluyas el caminar, nadar o bailar. Por último, un estilo de vida saludable incluye dejar de fumar, controlar el alcohol, manejar el estrés y buscar apoyo en tu red social o círculo de relaciones, entre otras recomendaciones.

Tienes que buscar un punto medio. El universo, los bosques, el suelo y todo en la naturaleza tiene una tendencia al equilibrio; solo se altera cuando le quitamos o le damos en exceso. Gaia nos recuerda la conexión con la Madre Naturaleza, el equilibrio y la perfección. Tu cuerpo también posee un instinto natural a la armonía. Es tan sabio que se encarga de mantener tu temperatura, regular la glucosa en la sangre y hasta compensar la falta de hormonas, Por ejemplo, las glándulas suprarrenales o adrenales, localizadas sobre los riñones, además de otras funciones, pueden equilibrar en cierta medida la deficiencia hormonal en la menopausia. Estas glándulas pequeñitas, del tamaño de la parte superior del pulgar, producen la hormona dehidroepiandrosterona (DHEA) importante para la producción de testosterona y estrógeno, aunque en muy pequeñas cantidades. Sin embargo, todo este equilibrio natural de nuestro organismo lo ponemos en riesgo cuando le damos a nuestro organismo mucho de algo, ya sea azúcar, sodio o grasas; habrá un punto donde el cuerpo ya no pueda más y esos excesos se manifestarán en tu contra. Hasta el agua en exceso ocasiona problemas.

Vamos a comenzar con el ejercicio que tal vez es la terapia menos favorita y a la que más «le sacamos el cuerpo», literalmente.

Hebe tiene 60,
se ve de 50 y se siente de 40

«Podrán quitarme la lozanía,
pero mi encanto de diosa ¡jamás!».
—Hebe, *la diosa griega de la juventud*

Esta debe ser tu actitud para motivarte a hacer ejercicios: vernos como la diosa Hebe y su jarra de la juventud, con diez años menos y sentirnos como si tuviéramos veinte menos. Como toda mujer, tenemos tantas excusas para no ejercitarnos, pero **si algo es importante en esta etapa es tener un momento para hacer ejercicios que mantengan el flujo sanguíneo en nuestro cuerpo y la fuerza necesaria para hacer las tareas cotidianas.** Ni siquiera es para rebajar y ponernos un bikini. Si eso llega bien, pero esa no debe ser la meta. Sin embargo, el cuerpo es bien agradecido y con un esfuerzo, aunque sea mínimo, verás los resultados.

Un simple movimiento con constancia puede lograr que te sientas diferente. Recuerda que hacer un hábito te costará al principio, pero después será parte de tu régimen diario. La neurociencia ha evidenciado que los cambios en conducta (acciones y actitud), reflejan cambios a nivel neuronal, tanto para los malos hábitos como para los buenos hábitos. Entonces, escoge los buenos para ti. Prueba cualquier rutina, pero prueba una que te haga feliz. Si dejas de moverte y gastar calorías, tu cuerpo pierde flexibilidad, perderá agilidad y movilidad en las coyunturas y, por consiguiente, ganarás peso. Eso está garantizado. Tu espalda se encorva y pronto vas a reflejar una edad mayor de la que tienes. Hacer ejercicio siempre es necesario, pero después de los 45 años es fundamental.

En esta etapa, tener tiempo no necesariamente es un impedimento para hacer ejercicio pues, en muchos casos, la crianza de tus hijos ha culminado o están entrando a la universidad. Si estás en plena crianza —pues existe una tendencia creciente en mujeres a ser madres más tarde de lo común—, sacar tiempo puede que se te haga un poco difícil, pero no es imposible. Sobre la tendencia a ser madre a una edad mayor de lo usual, están en primera fila las artistas Janet Jackson, quien fue madre a los 50, y Halle Berry y Susan Sarandon, a los 47. Sin embargo, la razón más poderosa para no hacer ejercicio pudiera ser que existan condiciones que te impiden, ya sea a nivel físico (porque no tienes la fuerza y la agilidad), o a nivel emocional (porque sientes que no puedes). Muchas mujeres no saben cómo comenzar porque no tienen una motivación o el dinero para invertir en un gimnasio. Lo cierto es que hacer ejercicios no cuesta dinero, solo un poco de tu tiempo. Este tiempo puede ser de hasta solo diez minutos diarios. Será la mejor inversión que hagas en ti y hará una gran diferencia en cómo te sientas y en tu bienestar durante este proceso. ¡Empieza por quererte!

Cuando hacía mi doctorado, todo mi tiempo libre era para estudiar, lo cual estar sentada estudiando en las noches se extendió durante siete años, con sus fines de semana y días feriados. «No hay tiempo para ejercicios ni para diversión», decía yo. Esto afectó grandemente mis músculos y, como consecuencia, se volvieron fláccidos, sin fuerzas para tareas tan simples como abrir una botella de agua. Cuando te ves pasando la botella a alguien a tu lado para que te haga el favor de abrirla, ese es el momento de reconocer que algo anda muy mal. Me dolía la espalda baja y tenía espasmos en el cuello, los hombros y brazos todo el tiempo. No podía usar almohada porque el cuello estaba rígido y con la curvatura invertida. Mis noches eran dolorosas. Vivía en dolor. Los fisiatras me recetaron medicamentos y algunas terapias, pero nunca atacaron la raíz del problema. Tomar relajantes y antinflamatorios para aliviar el dolor se volvió algo necesario. Cuando terminé el doctorado, ahí estaba la perimenopausia y el desgano a causa de la falta de hormonas, y entonces había menos deseos para hacer ejercicio. Pero al menos, ya no tenía la excusa del tiempo. **Tocar fondo siempre te activa el modo de supervivencia y empiezas a hacer cambios.**

Comencé haciéndome una placa de mi espalda y hombros para saber lo que tenía, ya que el dolor era insoportable. Luego inicié tratamiento con un quiropráctico para alinear mi columna. Les tenía terror, por los cuentos que se hacen. Así que le dije: «Soy bastante escéptica con esto, no me toques el cuello todavía». El quiropráctico tuvo algo de paciencia y comenzó poco a poco. Cuando empecé a sentir alivio en la espalda baja, fue como soltar un bulto pesado que cargaba. Luego continuó con la parte media y alta de la espalda, hombros y, finalmente, el cuello. Eventualmente recuperé la postura. Dejé todas las pastillas. Comencé a hacer algunos ejercicios bien leves. Mis músculos eran como *tela de cebolla*, eso dijo la terapista. Me tomó un año y medio volver a ser yo y lo que había perdido en siete años de sedentarismo. **Este no tiene que ser tu caso, pero cualquiera que sea, es para dejarte saber que, si tenemos una condición, hay que atenderla para salir de ella, no para mantenerla con medicamentos. Las barreras solo están en la mente.**

Si tus momentos de quererte son los de caminar con tu perro, haz esas caminatas. Si disfrutas del trabajo en el huerto, este es un gran ejercicio que te brindará además beneficios alimentarios. No importa cuál movimiento hagas, es importante que te muevas.

Puntos a recordar sobre el ejercicio

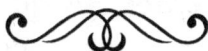

Una vez decidas comenzar con algún ciclo de ejercicios, ten en cuenta estos supuestos:

1. Si hay un momento bueno para darnos cariño es durante esta etapa.

2. No hay fórmulas secretas, solo se trata de escoger aquellos ejercicios que más te gusten y te sientas automotivada a hacerlos para sentirte mejor.

3. Para empezar, no puedes ponerte metas muy ambiciosas; comienza con 5 minutos diarios.

4. Lo ideal es hacerlos en la mañana cuando estás llena de energía. Si los dejas para la tarde, posiblemente no los harás.

5. Incluye los ejercicios Kegel para fortalecer el suelo pélvico en tus rutinas diarias.

6. Recuerda que lo más importante será fortalecer tu columna vertebral. Esta es la que te mantiene erguida, te da movilidad, estabilidad y sostén a tu cuerpo, los músculos y los órganos.

Buena postura

¿Y qué tiene que ver la postura con la menopausia? Fácil, **la postura de nuestro cuerpo es un indicador de la edad que tenemos. En el ángulo que pongamos nuestra postura, así de «viejas» nos veremos y así también nos sentiremos.** ¿A qué no habías pensado mucho en esto? Lograrás una buena postura si tienes una rutina de ejercicios y la actitud de estar consciente de ella todo el tiempo.

Ahora bien, ¿qué factores pueden afectar tu postura? El primero, definitivamente, es tener una condición de la columna vertebral que te obliga a tener una postura desviada. Así mismo, el sobrepeso trae como consecuencia algunas deformidades; la falta de sueño y la fatiga, los zapatos incómodos; una cama muy blanda y la almohada muy grande también pueden deformar la columna; cargar peso y doblarse incorrectamente; sentarse sobre una pierna; la falta de ejercicio o la práctica de deportes que ponen presión a algunas partes del cuerpo de manera excesiva.

Entonces, ¿cuál es la postura de la Meno Gaia? Que tengas la cabeza erguida, el mentón recogido y los hombros alineados con la pelvis, caderas y rodillas si estás de pie. La barriga para adentro y tu esternón hacia adelante. Esta postura cambia un poco al sentarnos, pero, en esencia, es lo mismo. Al sentarte, apóyate en los isquiones (los huesos de la sentadera). Mejor dicho, saca las pompis hacia afuera, y todo lo demás caerá en su sitio. Aunque el envejecimiento es inevitable y perderás la postura tarde o temprano, trata de cuidarla lo más que puedas. Se dice que la postura se entrena. No en balde nuestras abuelas siempre estaban con la cantaleta: «¡Muchacha, enderézate que te vas a jorobar!».

Añade la terapia mental

Existen terapias para trabajar síntomas como el mal humor, la ansiedad, los sofocones y la sudoración característicos de esta etapa. Aquí se deben combinar técnicas de relajación para aumentar las horas de sueño, aprender a adoptar una actitud positiva y mejorar la percepción que se tiene sobre los síntomas. El yoga, el taichí, la acupuntura y la meditación son los más recomendados para reducir los síntomas de insomnio, los cambios de humor y la ansiedad. Además, las mujeres encontramos satisfacción con las caminatas.

« He manipulado mis síntomas con mucha paciencia, pero es desesperante. Mi terapia personal está pensada, pero no actuada. Dar caminatas, ir al mar, tener una mejor calidad de vida. Y tomo medicamentos para la depresión y a veces para dormir».

–Freyja, 52 años

La terapia natural de Gaia también puede incluir pasatiempos o manualidades artísticas para relajar tu mente. **Para crear tu terapia individual, solo debes conocer cuáles son esas cosas que más te agradan.** Los estudios demuestran que, durante la expresión artística, las personas reducen los niveles de cortisol y se sienten más relajados. Así que fotografiar, tejer, pintar, escribir, coser, hacer manualidades o cualquier otra actividad artística puede ayudarte en este proceso.

《 Desde que estoy sola, me ha dado tiempo a conocerme mejor. Sola es como mejor me siento. Mi terapia es observar la naturaleza y tomar fotos de todo lo que veo. Admiro la belleza de la naturaleza y esto me da tranquilidad».

–Clio, 55 años

Mi mejor terapia para el sentimiento de fatiga mental, tensión, ansiedad y hasta la depresión momentánea, es, sin duda, pintar. Pero he probado el tejer crochet, coser cositas (gracias a la información de algún vídeo de YouTube), tomar fotografías de las flores y plantas y sembrar en el jardín. Escoge el pasatiempo que más te apasione. Algunas chicas practican el ir de compras, lo cual tiene retribuciones anímicas instantáneas, pero luego vuelve cierto sentido de fatiga o tensión.

«Ahora hago lo que me hace feliz. Estar con la naturaleza. Siempre trato de leer mucho, ver documentales de historia. Creo que soy afortunada, a pesar de todo, soy feliz... y sigo bella. Soy feliz porque tengo lo más valioso del mundo: la tranquilidad y la paz. Solo puedes contrarrestar las malas experiencias pasadas con actividades que ayuden a mantenerte más saludable física y mentalmente. También manteniendo una mente positiva, seguir haciendo actividades que te llenan como persona y olvidarse de que uno está "vieja"».

—Diana, 68 años

Esta es la actitud de una Meno Diosa, no me cabe la menor duda. Debes haber escuchado que la felicidad es un estado mental que es fomentado cuando agradeces a la vida todo lo que trae y vives sin el pensamiento típico de las carencias, «de lo que te falta». Siempre es bueno tener metas que contribuyan a tu impacto en la sociedad, pero no debes limitar tu felicidad a lo que no tienes.

1. **Meno Diosa en la felicidad familiar** – Para mí esta es una de las riquezas más grandes y añoradas por el ser humano, que trae felicidad pura cuando la sabes mantener. Los momentos de compartir amor con una pareja, hijos, nietos y la familia extendida son incalculables. Si no tienes todos los componentes de una familia, gózate los que tengas. ¡Busca aumentar los momentos de compartir con ellos!

2. Meno Diosa en la felicidad profesional– Ser exitoso en el trabajo trae felicidad, pero no es solo tener buenos resultados, es que te guste tu trabajo. Si constantemente dices que tu trabajo no te gusta, estás creando tu propia infelicidad. La felicidad no depende del jefe, depende de ti. ¡No importa lo que hagas, haz que te guste!

3. Meno Diosa en la felicidad económica – Es tener el dinero que necesitas para satisfacer tus necesidades básicas. Muchas personas confunden necesidades con deseos y confort. En biología, las necesidades básicas incluyen solo el agua, el alimento, el aire para respirar, la cobija/hábitat y la cubierta o vestimenta. Si constantemente estás deseando tener más dinero para todos los deseos, tampoco serás feliz con lo que tienes. ¡Haz que tu chequera, flaca o gorda, cuente para tu felicidad!

4. Meno Diosa en la felicidad y la salud – Para tener salud física hay que quererse y cuidarse. No se puede ser feliz si no tenemos salud. Este es uno de los factores que más afectan la calidad de vida de un ser humano. **¡No permitas que nada de lo que entre por tu boca, dañe tu cuerpo!**

5. Meno Diosa en la felicidad espiritual – Proviene de la riqueza interior. No es lo mismo que religión. Esta felicidad es la que se produce cuando trasciendes el ego y la mente, cuando eres congruente con lo que dices y haces, cuando posees dominio de ti mismo y has construido unos valores que rigen tu vida enfocados hacia la generosidad, la ecuanimidad y el bien común, lo cual te retribuyen felicidad. ¡Haz que lo poco o mucho que tengas de espiritual cuente en tu vida!

6. **Meno Diosa en la felicidad mental y emocional** – En este renglón me refiero a que tu mente esté equilibrada. **El pensar en recuerdos no gratos trae infelicidad y pensar en lo que vas a hacer mañana produce ansiedad.** Cuando caemos en ese estado, se pierde la oportunidad de ser feliz en el presente. Cuida mucho de tus pensamientos y de lo que dejas entrar a tu cuerpo a través de tus sentidos. ¡Que no entre nada a tu mente que te perturbe!

7. **Meno Diosa en la felicidad por la aventura** – Esta felicidad es la que sientes cuando te diviertes, cuando exploras cosas diferentes, te arrojas, vences el miedo y haces algo que nunca has hecho. No en balde la gente se arriesga en paracaídas, escaladas, *rafting*, buceo, *bungee*, cabalgatas, ciclismo y viajar a lugares que nunca antes has visto. Si no te arriesgas a hacer cosas diferentes, perderás la alegría que se produce mientras se hace y que cuando miras atrás, piensas: *¡Lo logré!*

8. **Meno Diosa en la felicidad de encontrar tu propósito e impacto social** – Vivir en la horizontal es levantarnos para ir a trabajar como autómatas: comer, dormir y volver, día tras día, sin tener un propósito de impacto. No importa cuál sea tu propósito,

debes vivir por ello. Por ese propósito es que serás reconocida en este mundo. Piensa cómo te recordarán los demás cuando ya no estés en este plano: ese es tu propósito de impacto social.

La teoría de la curva de la felicidad de Andrew Oswald, profesor de Economía y Ciencias de la Conducta, de la Universidad de Warwick, (Reino Unido), destaca los promedios de edad para sentir felicidad. Oswald incluyó en el informe *Is Well-Being U-Shaped over the Life Cycle?* los resultados de cerca de 500,000 personas de EE. UU. y Europa occidental, donde dio a conocer que a la media edad (50 años) es cuando más baja está la curva de la felicidad. A partir de los 40 años, la felicidad acelera su caída hasta tocar fondo a los 50 años, lo cual empieza a subir hasta alcanzar un punto alto a los 80 años, pero nunca tan alta como a los 20 años.

No me cabe la menor duda de que esa curva de la felicidad fue más baja para mí cuando cumplí los 51 años, justo cuando empecé mi perimenopausia y durante mi menopausia. Aunque nunca permití que esta etapa me quitara la alegría de vivir, siento que ahora estoy de vuelta a mis años de felicidad plena como cuando tenía los niños pequeños y la casa estaba llena de risas y juegos.

Vivir agradecida de lo poco o mucho que tengas, da felicidad. Recuerdo que después del paso del huracán María en el 2017, me decía siempre: «No tienes luz, pero tienes agua que es la mayor fuente de vida; no tienes señal de celular, pero tienes a tu pareja para comunicarte y compartir lo que sientes». Vivir sin carencias te dará paz y te hará feliz.

Descanso

Si no puedes dormir de noche, estarás con la mente cansada y no podrás producir, concentrarte y estar relajada. El descanso es vital para tu piel, tu mente y tu cuerpo. La regla es dormir no importa cuándo, pero sí cuánto. Dormir entre siete y ocho horas es la clave para fabricar los anticuerpos que inactivan los virus y las bacterias a los que naturalmente estamos expuestos. Durante el sueño también se organiza la información en el cerebro y mejora la habilidad para pensar claramente. Si padeces del clásico insomnio, trata de tomar siestas cuando te dé sueño para reponer las horas perdidas.

Cuando duermes es el momento en que el cuerpo repara y combate infecciones, especialmente en periodos de sueño de entre las nueve de la noche a la una de la mañana. A lo que me refiero es a los procesos que lleva a cabo el sistema inmunológico para fabricar los anticuerpos requeridos. Cuando dormimos pasamos por distintos ciclos de sueño que duran entre 60 y 100 minutos. La primera etapa en cada ciclo consiste en un estado relajado donde la respiración se desacelera, los músculos se relajan y cae la frecuencia cardíaca. La segunda etapa se caracteriza por un sueño ligeramente más profundo, y luego más profundo en la tercera etapa.

Después del sueño profundo, entramos en la etapa conocida como REM (movimientos rápidos de los ojos) que es cuando soñamos. Aunque no existen respuestas claras, los estudios señalan que el sueño no REM se relaciona con la reparación de tejidos corporales y la conservación y recuperación de energía, mientras que durante el sueño REM predominan los procesos de reparación cerebral (reorganización neuronal, consolidación y almacenamiento). Así que dormir periodos cortos en la noche no es para nada reparador.

Lo que ocurre como respuesta inmunitaria en el cuerpo es el proceso más importante para protegerte de infecciones. Cuando un virus o bacteria entra al cuerpo, se activan los macrófagos que entran al tejido infectado y envuelven el cuerpo extraño. Los macrófagos producen una sustancia que estimulan las células T para que produzcan otras células que destruyen los cuerpos extraños. Por su parte, las células B en la sangre producen anticuerpos específicos de memoria que también neutralizan los virus y bacterias cuando te vuelves a exponer a ellos.

Sabemos que, mientras estamos despiertos, las hormonas de alerta (por ejemplo: norepinefrina, epinefrina) activan unos receptores en las células que inhiben esa destrucción de los antígenos (como los virus). Lo contrario ocurre cuando la persona duerme, pues estas hormonas están en niveles bien bajos, y las células especializadas pueden pegarse mejor a los antígenos y destruirlos. Hay que dormir entre siete a ocho horas diarias para que se produzcan más células T y B.

Y esto, dormir, es gratis, no necesitas un medicamento y lo puedes hacer en cualquier lugar.

Entonces, para lograr el sueño reparador de noche, tendrás que echar mano de todas las mañas de la diosa Gaia. Esto es adecuar tu hora del sueño lo mejor posible para que no te pase una de las siguientes dificultades para quedarte dormida. Las mujeres a quienes consulté dijeron que lo que no les dejaba dormir era lo siguiente:

« Si se me pasa la hora de dormir, conciliar el sueño es bien difícil y me pongo irritable».

– Georgeanne, 55 años

« Mira, cuando mi marido se queda viendo la tele o no se acuesta a la misma vez que yo, me despierta con cualquier ruido por pequeño que sea o por luces prendidas; tengo el sueño bien liviano».

–Vania, 49 años

Observa aquellas cosas que te desvelan o no te permiten dormir y luego evalúa cómo controlarlas. Debes acostarte a la misma hora siempre que puedas. Muy importante es que tu habitación esté a oscuras total. ¿Por qué? Porque la melatonina no se va a producir de forma natural. La melatonina es una hormona producida por la glándula pineal en el cerebro que se genera en presencia de la oscuridad. Si no se produce, se afectará tu ciclo del sueño, pero más aún, tus defensas inmunológicas bajarán y también acelerará el envejecimiento. Aunque esta hormona empieza a disminuir con la edad, específicamente después de los 30 años, es importante que les des una ayuda a tu cuerpo para que se produzca más fácil. Así que controla en tu cuarto todo lo que emana luz como el televisor, los celulares, tabletas y computadoras. Además, estudios comprueban que los diodos emisores de luz de la mayoría de los electrónicos que permanecen encendidos (a lo que le llamamos las bombillitas), en el acondicionador de aire, televisores y relojes, entre otros, reducen la producción de melatonina.

- Ponle restricciones a tu celular para evitar recibir notificaciones durante las horas de sueño.

- Con un *tape* negro, oscurece las bombillitas de todos los dispositivos electrónicos en tu cuarto. Esto no afectará la señal que recibe del control del aparato.

- Usa un antifaz por aquello de que siempre hay rendijas en las ventanas que permiten la entrada de luz de la calle. También puedes usar *blackouts* en tus ventanas y asegurarte de que la cubran completamente.

- Compra tapones para los oídos y acostúmbrate a ponértelos siempre antes de acostarte. Esto te

aislará de los ruidos del cuarto, como los ronquidos, y de ruidos externos que causan que nos despertemos.

- Consume algunos alimentos que inducen la producción de melatonina como la avena, los tomates, el maíz, el arroz, las nueces y las ciruelas.

- Si aun así es muy difícil dormir, compra suplementos naturales de melatonina, la cual se extrae de las plantas. No se le conocen contraindicaciones. Solo 5 mg serán suficientes para que logres dormirte en los próximos 7 minutos. Mi recomendación es que compres las que son masticables porque las puedes tener al lado de la cama y tomarlas justo cuando las necesitas. No cometas el error de quedarte usando el celular mientras te hace efecto. Mejor cierra tus ojos y espera acostada ese momento del cual ni te acordarás al otro día.

- Si aun así, no puedes dormir, el problema es uno que debe tratarse médicamente. Consulta a un profesional de la salud.

La dieta e hidratación

Probablemente esto ya lo has leído, visto o escuchado: *¡Tu cuerpo debe ser un santuario! Disminuye el consumo de grasas saturadas; evita el consumo de azúcares refinadas, el alcohol, el cigarrillo y las bebidas con cafeína; aumenta la ingesta de frutas, vegetales y agua; consume solo los suplementos necesarios y controla el peso…* etcétera, etcétera.

Sin embargo, compartiré contigo lo que hago y que me resulta. Cuando haces tu terapia de ejercicios en la mañana, el cuerpo te pide agua. Si no haces ejercicios en la mañana, después de desayunar, especialmente si tomas café, no olvides tu vaso de agua. Una regla –que puede variar según la edad y el sexo– es que calcules la cantidad de agua que debes tomar diariamente según tu peso corporal. Debes tomar la mitad de las libras que pesas en onzas de agua. Por ejemplo, si pesas 140 libras, debes tomar 70 onzas de agua al día.

Esto no es un repetir de información ni una moda. Tu cuerpo depende del agua para llevar a cabo muchas de sus funciones como la digestión, la circulación de nutrientes en tu sangre y el ayudar a controlar tu temperatura, entre otras cosas. Así que tómate un vaso de agua a temperatura agradable (no es fría) y añádele una rajita de limón (preferiblemente el amarillo). Si no te gusta el agua, el limón hará que te agrade más. Algunos empiezan usando agua con gas y limón para cogerle el gusto al agua. Si haces ejercicio después de desayunar, no olvides el agua después.

Mis comidas siempre las acompaño con agua y nunca con jugos ni sodas, los cuales tienen un alto contenido de *high-fructose corn syrup*, en español jarabe de maíz (lee y búscalo en las etiquetas, a veces lo esconden bajo glucose-fructose o *corn sugar*). Esta sustancia está hecha de almidón de maíz que ha sido degradada en azúcares. La misma añade a tu dieta cantidades exorbitantes de fructosa que el hígado no puede manejar adecuadamente y las convierte en grasas. Esto no debe ser confundido con la fructosa natural que proviene de las frutas, la cual es saludable en cantidades adecuadas. Muchos estudios han relacionado el *high-fructose corn syrup* con enfermedades crónicas como hígado graso, diabetes y enfermedades del corazón.

En cuanto a la dieta, el secreto está en lo que comes y en bajar todas las cantidades o porciones. Los alimentos deben ser lo menos refinados posible, no enlatados ni con demasiado sodio o endulzantes artificiales. El subir de peso es muy común con el deceso de hormonas, de modo que ahora es cuando más necesitas bajar tus porciones de comida y eliminar lo que no te hace bien. Practica un estilo de vida mediterráneo, el cual sigue en boga y además es saludable. Esta dieta consiste en comidas con pequeñas cantidades de carne y más vegetales, ensaladas, frutas y verduras frescas, nueces y granos (habichuelas, frijoles, garbanzos y guisantes). El aceite de oliva es la fuente principal de grasa para preparar todos los alimentos. La clave estará en el tamaño de esa porción, si es que quieres mantener el peso adecuado.

Añade alimentos con prebióticos a tu dieta. Pero ¿qué son los prebióticos? Son sustancias presentes en la fibra vegetal de algunos alimentos que son fermentados por la flora en el intestino. Dicho de otra forma, son alimentos que nuestro sistema no puede digerir, que no pueden ser absorbidos en el intestino; y, por ende, favorecen el crecimiento de bacterias beneficiosas (como los lactobacilos). Así que asegúrate de incluir en tu dieta frutas como el guineo, las pasas, fresas y manzanas, así como vegetales entre los que se encuentren el ajo, cebolla, alcachofas, soya, espárragos, puerro, espinaca y tomate, además del trigo, avena y miel.

Suplementos

Los suplementos no deben ser la panacea de todas nuestras condiciones. Prefiere siempre ingerir las vitaminas y minerales directamente en la dieta. La decisión de hacerlo está en manos de tu especialista. Sin embargo, esas recomendaciones médicas deben estar basadas en un resultado de análisis de sangre especializado para ver lo que te hace falta. Lo más común que se recomienda durante esta etapa son los suplementos de **calcio** (1 gramo al día) para proteger tus huesos. Además, es importante que consumas alimentos como almendra, *cashew* (castaña o pajuil) o cualquier otra fuente disponible que no te cause alergias.

La **vitamina D3** ayuda a tu cuerpo a absorber el calcio. La dosis diaria recomendada varía según la edad: para mujeres menores de 50 años es 5 mcg (200 UI) al día; 51-65 años es de 10 mcg (400 UI); y para mayores de 65 años es de 15 mcg (600 UI). Las dosis muy altas pueden ser tóxicas y deben ser evitadas pues, además inhiben la formación de melatonina, necesaria para el sueño. Combínala con una pequeña terapia de sol. Cuando nos exponemos al sol con moderación y por cortos periodos, el cuerpo se beneficia y nuestra mente también. El sol penetra en la piel y ayuda a la producción natural de vitamina D, que a su vez ayuda al tracto digestivo a absorber mejor el calcio de los alimentos.

En cuanto a los minerales, el **magnesio** es altamente recomendado para aliviar algunos síntomas de la menopausia, pues participa en la transformación de proteínas, en la división celular, protege y alivia la inflamación y tiene una contribución considerable contra la caída del cabello. Sin embargo, es uno de los nutrientes con mayor deficiencia en el cuerpo porque es difícil adquirirlo a través de los alimentos. Esto ocurre por diferentes razones, entre ellas porque los alimentos están sobreprocesados y, por lo tanto, su valor nutritivo disminuye considerablemente. Además, abusamos de una dieta alta en productos lácteos (calcio y fósforo), lo cual hace que nuestro cuerpo necesite una mayor cantidad de magnesio. También, nuestra cultura tiene una alta exposición al aluminio en utensilios de cocina, desodorantes y medicamentos, lo cual interfiere con la absorción de magnesio. La fuente de magnesio en la dieta para las mujeres puede provenir del cacao, los panes integrales, nueces, semillas de sésamo (ajonjolí), girasol y calabaza, hojas verdes (espinaca) y los granos (habichuelas negras). La quinua (*quinoa*) es rica en magnesio también.

Si quieres mejorar la salud de tu vagina e intestinos, añádele los **prebióticos** (ya discutidos) y los probióticos a tu alimentación. Estos últimos son suplementos de bacterias beneficiosas que vienen encapsuladas y que al tomarlos diariamente pueden ayudar a mantener una flora saludable en el intestino. Aunque existe poca evidencia científica, se cree que puede también ayudar a aliviar las infecciones en el tracto genitourinario (recurrencias de infecciones vaginales de cándida y las infecciones urinarias). En el caso de infecciones, debe estar acompañado del acostumbrado tratamiento médico (antibióticos).

Los probióticos son muy efectivos contra el estreñimiento que a tantas mujeres aqueja durante esta etapa. Recuerda que la eliminación diaria es vital para mantener tu cuerpo funcionando adecuadamente, si es posible tres veces al día o al menos una vez al día. También puedes ayudarte comiendo papaya, mango, avena y tomando más agua. De hecho, después del desayuno, ese vaso de agua es el que obliga a ir al baño inmediatamente.

La composición de bacterias en la vagina cambia a través de los años. Los grupos de bacterias más comunes en la vagina (lactobacilos) van disminuyendo a lo largo de la menopausia y entonces es más común las bacterias anaeróbicas. Este cambio está relacionado con la condición de atrofia vaginal. Casi un 50% de las mujeres conserva la presencia de lactobacilos en su vagina durante esta etapa, aunque en menor cantidad. Las mujeres que no los producen naturalmente pueden ayudarse con los probióticos, ya sea por vía oral como vaginal.

Aunque se necesitan más estudios, la Asociación Española para el Estudio de la Menopausia ha recomendado el uso de probióticos para prevenir infecciones durante esta etapa o para reponer la flora cuando se toman antibióticos debido a una infección. Detrás del uso de los probióticos para infecciones en el tracto genitourinario de la mujer, hay toda una explicación científica. Para hacerla simple, solo se trata de controlar las bacterias comunes en el intestino (como la conocida *E. coli*) que pueden causarnos infecciones y evitar que lleguen a nuestra vagina. Si tenemos un buen pH vaginal controlado por los lactobacilos en los probióticos, difícilmente las *E. coli* causarán infecciones. Por vía oral, se requieren más dosis, debido a que tienen que pasar por el estómago y el efecto de la bilis antes de llegar a colonizar la vagina, lo cual ocurre de manera indirecta, contrario a como ocurre en el intestino que es de manera directa. Pídele a tu ginecóloga que te explique cómo funcionan los probióticos y que te recomiende cuáles usar.

Mucho se ha recomendado el aceite de jojoba, el aceite de coco y la sábila (*Aloe vera*) para el área genital. Especialmente, cuando aparezcan pequeñas abrasiones en el área y en el esfínter anal, debes probar uno de estos. Estos cortes son microscópicos y no los verás a simple vista. La sábila es el mejor remedio natural para curar estas pequeñas abrasiones. Puedes comprar el tubo de *Aloe* 99% en la farmacia o extraer la sábila directamente de la hoja de la planta y preparar una mezcla con una cucharada de aceite de coco o jojoba en la licuadora. La puedes usar inmediatamente o ponerla en la nevera y usarla cuando desees.

Fitoterapia

Hay una variedad de productos de hierbas que se venden en la farmacia, los cuales han sido favorecidos para el tratamiento de algunos de los síntomas de la menopausia. La realidad es que estos suplementos no necesariamente son 100% eficaces en todas las mujeres y tampoco son 100% seguros porque existe mucha incertidumbre en los estudios que se han llevado a cabo.

Ciertamente, tampoco el Departamento de Alimentos y Medicamentos de los Estados Unidos (FDA, por sus siglas en inglés) los certifica en su etiqueta porque no existe suficiente evidencia sobre la efectividad de este tipo de productos.

En general, el ingrediente principal de estos suplementos son los **fitoestrógenos**, los cuales son una variedad de sustancias que producen las plantas y que se parecen al estrógeno natural en la mujer. Sin embargo, los fitoestrógenos son compuestos no esteroides con una acción estrogénica muy baja. Cuando consumes cierto tipo de plantas, inevitablemente consumirás estrógenos vegetales.

Entre estos suplementos, se incluyen los de soya y de trébol rojo. En el caso del trébol rojo es más una terapia hormonal por su contenido en estrógenos vegetales. En el caso de suplementos con alto contenido de soya, se requiere precaución, especialmente, para mujeres a quienes no se les recomienda el reemplazo hormonal, pues actúan de igual forma que el estrógeno. Estos productos no se parecen a la fuente natural por dos razones: su concentración de fitoestrógeno es superalta y no poseen las vitaminas y minerales como en la naturaleza. Así que, de haberlos consumido, asegúrate de que sea por poco tiempo. Igualmente, algunas personas somos alérgicas a la soya en la forma del tofu (*tofú*). Observa las reacciones posteriores al consumo de alimentos confeccionados con soya y asimismo alterados naturalmente.

Otros suplementos poseen contenido de ciertas hierbas como la *Cimicifuga racemosa* (*black cohosh*), la cual es nativa de América del Norte. En el caso del *cohosh* negro se usa para los *hot flashes*. Se utilizan los tallos subterráneos y la raíz fresca o seca. Generalmente no reporta efectos secundarios, pero existen algunos casos en los que se ha documentado daño en el hígado. Siempre debes consultar a un proveedor de la salud antes de comenzar a tomar suplementos como este. Si ya lo tomas y observas cambios en la orina, dolor abdominal o en el hígado, debes consultar a un profesional con urgencia.

Cualquiera de estos suplementos requiere estudios más exhaustivos para tener recomendaciones concluyentes. El recelo con estos productos es que se desconoce a ciencia cierta cuáles son los ingredientes que contienen y si alguno de sus componentes puede interactuar con otro medicamento que la persona esté tomando. Tampoco se conoce cuáles fueron los procedimientos para producirlos. En muchos casos, la entrada a los Estados Unidos de algunas de estas sustancias ha sido prohibida. **Recuerda que, porque sea natural, no necesariamente significa que es seguro.**

Mejor asegúrate de que tu dieta sea fitoterapéutica. Los siguientes alimentos son ricos en fitoestrógenos. Entre las frutas se encuentran el limón, naranja, manzana, fresas, arándanos y las frambuesas. Si son frutas secas, las pasas y los dátiles también los contienen. Entre los vegetales están el apio, calabaza, brécol, repollo, cebolla y pimientos. Entre los granos están los garbanzos, lentejas, habas y guisantes. Entre las semillas están el ajonjolí, girasol, nueces, almendras, pistacho y el maní. Entre las hierbas están el hinojo, el perejil, así como el té verde. Entre los aceites, el aceite de oliva es también rico en fitoestrógenos.

Los fitoestrógenos no se acumulan en el cuerpo. Son absorbidos en el intestino con la ayuda de las bacterias, los cuales van al hígado para ser conjugados y finalmente son excretados por la orina. Algunas mujeres pueden metabolizar estos compuestos más efectivamente que otras.

Posiblemente, la razón por la cual las asiáticas, en comparación con las occidentales, tienen menos sofocones y sequedad vaginal, esté relacionada con su alimentación y estilo de vida. Sin embargo, no existen estudios científicos que lo confirmen. La Organización de Noticias Médicas, con sede en los Estados Unidos y en el Reino Unido, publicó un artículo titulado *20 razones por las que las japonesas se mantienen delgadas y no envejecen*. Explica en detalle cada una de las razones. Entre ellas se encuentran las siguientes: consumen té verde, *wasabi*, comidas fermentadas y pescados. Sus porciones son pequeñas, no comen trabajando o caminando, cocinan mucho en el hogar, tienen métodos de cocinar más saludables y sus postres contienen principalmente frutas. Para ellas, caminar es un ritual, así como correr bicicleta o ir caminando o en tren al trabajo. Practican artes marciales, hacen baños de aguas termales, viven en armonía con la naturaleza y, además, tienen un sistema universal de salud. Gozan de reuniones sociales frecuentes y sienten profunda satisfacción en el trabajo. Manejan la tensión y poseen rituales de belleza. Su concepto de la felicidad (llamado *ikigai*) las mantiene en sintonía con la vida y la longevidad.

Si quieres que aflore tu Meno Diosa, conéctate con Gaia para que te dirija a escoger un estilo de vida saludable compatible contigo. En consulta con tu profesional de la salud preferido, debes elegir el tratamiento adecuado, probarlo y descartar en caso de que no sea bueno para ti.

Los baños de asiento

Las nuevas generaciones están retomando el conocimiento ancestral de civilizaciones milenarias como lo es el parir con una *doula* o comadrona. Igualmente, los baños de vapor para mejorar las condiciones de la vagina y el útero registran un aumento de su uso hoy día. Le llaman ginecología natural y los usos de los vapores de hierbas se usan para regular la menstruación, tratar los fibromas, mejorar la fertilización y hasta aliviar los síntomas de la menopausia.

Las practicantes del baño de asiento aseguran que la vagina se limpia, que el útero se relaja y que la circulación fluye mejor a través de todo el sistema reproductivo. Las hierbas que se recomiendan son orgánicas, las cuales al ser puestas en agua caliente liberan los aceites y otras propiedades naturales como lo son los fitoestrógenos o estrógenos vegetales. El vapor entra al tejido mucoso de la vagina donde ingresa al torrente sanguíneo a través de los capilares.

Durante la menopausia se recomiendan estos baños para limpiar el útero de residuos menstruales, y quienes los practican aseguran que ayuda a aliviar los síntomas. Si el baño de asiento contiene hierbas que poseen fitoestrógenos, el área vaginal recupera la humedad y evita la molestia de la sequedad. Los saquitos de hierbas para baños de asiento pueden contener semillas, flores y ramitas de las plantas trituradas, pero hay quienes usan las hierbas recién recogidas del jardín como la lavanda, el orégano, los pétalos de rosa, el romero, la caléndula, el tomillo, la manzanilla y la albahaca. Es importante que antes de hacer cualquier tipo de baño, consultes con un naturópata. Lo correcto es conocer la cantidad adecuada de hierbas y la combinación entre ellas, además de utilizar solo aquellas que no han sido cultivadas con plaguicidas o fertilizantes.

No se recomienda que se hiervan las plantas, pues se evaporan algunas de sus propiedades. Lo recomendable es hervir el agua sola, llevarla cerca del asiento, sellar un bidé, colocar el agua caliente dentro, poner las hierbas, tapar con una toalla, y esperar unos breves minutos en lo que la temperatura baja para evitar quemaduras. Por último, sentarse sobre el bidé cubierta con una toalla para que el calor no se escape. Entonces a disfrutar de la sauna improvisada. Las seguidoras de esta práctica recomiendan que la mujer lo haga cuatro veces al año durante los cambios de estaciones. Pero también deben evitar su uso si están menstruando, si tienen úlceras o un brote de herpes simple.

Terapias sanadoras

Existe una combinación de tratamientos energéticos que pueden lograr el bienestar de una mujer durante la menopausia. Para hablarles de esto, le pregunté a Tere Beard, ingeniera industrial y *coach* de salud certificada en nutrición integral (IIN, Nueva York), Brain Gym® y sanación pránica, entre otras áreas de salud alternativa, además de tener una especialidad en el sistema hormonal. Tere también es autora del libro *Todo lo malo es bueno*, y presenta el podcast *CERO estrés* todos los viernes. En sus consultas, Tere recibe una gran cantidad de mujeres en menopausia. Como parte del tratamiento que les brinda a sus clientas en esta etapa, incluye hacer una autoevaluación de lo que comen, ir ajustando una serie de alimentos para identificar lo que les hace mal y adquirir el balance hormonal a través de la nutrición adecuada. Es como darle un reinicio al cuerpo para trabajar en equilibrio.

Además, Tere incluye la sanación pránica, la cual consiste en remover obstáculos energéticos para permitir que el cuerpo sane, y luego energizar mediante protocolos bien ajustados, según sea el caso. Otro de los métodos que usa es el Brain Gym®, una técnica de ejercicios para ayudar a enfocarnos, comunicarnos mejor y alcanzar las metas que nos proponemos en cualquier dirección. Tere asegura que estas técnicas han ayudado a decenas de sus clientas a balancear lo físico y emocional y han podido enfrentar mejor los síntomas de la menopausia.

Paso 5:
Conéctate con Gaia
y crea tu terapia natural

1. **Ejercicios:** Tómate un tiempo para observar vídeos en YouTube. Hay cientos de vídeos con excelentes prácticas por corto tiempo. Los mejores para comenzar –que son de menor esfuerzo– son los ejercicios de estiramiento en el piso para dar flexibilidad a los músculos. Si te decides por ejercicios de yoga, debes buscar aquellos para principiantes. El yoga brinda excelentes beneficios para la concentración y la fortaleza de los músculos, pero algunos pueden lastimarte si no tienes la flexibilidad. Algunas palabras clave para la búsqueda en YouTube son: ejercicios cortos de piso, estiramiento y calentamiento. Bien importante la palabra «principiantes» en toda búsqueda. Luego de que los veas y los practiques, haz un escogido de aquellos que te sean cómodos.

Haz tu propia rutina piloto con aquellos que te acuerdes. Activa el cronómetro de tu celular y asegúrate de hacerlos al menos durante cinco minutos para empezar cada día. Sé flexible contigo misma si es que no puedes lograr el total de minutos de cada ejercicio, especialmente al principio.

Objetivo primordial: Hacer una **rutina libre** de ejercicios para comenzar a liberar tus articulaciones, estirar y lograr fuerza en tus músculos. Luego puedes ir modificando, cambiando la rutina y aumentando la cantidad de minutos, solo si deseas. De lo contrario, mantente en esa rutina hasta que logres el **objetivo primordial**. Recuerda mantener la postura de una Meno Diosa.

2. **Dieta e hidratación:** Practica un estilo de vida mediterráneo: incluye en tu dieta todos los alimentos y nutrientes que te he recomendado en esta sección. Utiliza mayormente los que van a nutrir tu cabello, tu salud vaginal y los neurotransmisores de la felicidad. Recuerda tu pequeña terapia de sol.

3. **Escoge una terapia mental** que te haga feliz, siguiendo las guías que te he provisto aquí.

4. **Utiliza solo los suplementos necesarios** y los recomendados por los estudios que aquí he compartido. Prueba los que te hagan bien y evalúa resultados. Si no dan resultados, vuelve a empezar tu búsqueda.

5. **Prueba las terapias de asiento** y las **terapias sanadoras** si lo crees necesario.

El velo del equilibrio

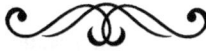

Te regalo la tabla a continuación que recopila y sinte-tiza los remedios naturales que se pueden encontrar en los alimentos, suplementos adquiridos, así como com-portamientos positivos que documenta la literatura y que han sido recomendados para mitigar los síntomas asociados con la menopausia. La misma no pretende sustituir la consulta con un ginecólogo, nutricionista, naturópata, terapista o psicoterapeuta.

Síntomas asociados a la menopausia	Alimentos	Suplementos de Vitaminas
Bajo estado de ánimo y cambios de humor	**Incluye alimentos con triptófano** como el guineo, piña, aguacate y la quenepa; las semillas de girasol y calabaza; alimentos picantes, chocolate negro, legumbres, garbanzos, los lácteos, huevos, salmón y carnes para aumentar los neurotransmisores de **serotonina, dopamina y endorfinas.** Las **endorfinas** pueden ser potenciadas cuando añades la avena, pimientos y el ginseng. El té verde potencia la **dopamina** Las hierbas como el romero, eneldo, tomillo, hierbabuena, hinojo y perejil aumentan la **oxitocina.**	Vitamina C, B_3, B_6 y B_{12}
Caída del cabello	**Consume alimentos ricos en Vitamina C:** kiwis, acerolas, chinas, limones y toronjas **Vitamina B:** sardinas, granos, yema de huevo, frutas secas, salmón e hígado **Vitamina A:** zanahoria, brécol, batata, col, espinacas, melón, albaricoque, mango, ternera, pollo, pavo y pescado **Mg y Zinc:** cacao **Hierro:** acelgas e hígado **Selenio:** ajo, setas, granos, cereales integrales, levadura de cerveza, germen de trigo **Cobre:** lentejas, garbanzos, judías, frutos secos como ciruelas y pasas	Vitamina C, B_8 (biotina), B_{12} y A

Suplementos de Minerales	Otras ayudas	Otras acciones o comportamientos positivos
Zinc, Magnesio	L-triptófano 5 HTP	**Serotonina**, agradece a la vida, practica actos de bondad, medita y recuerda momentos felices.
		Dopamina, duerme más, ejercítate y celebra tus logros.
		Endorfinas, rutinas de ejercicios, practica el sexo, rodéate de naturaleza y ríete mucho.
		Oxitocina, habla con palabras de aliento, abraza, escucha, medita, llora, y aumenta los actos de generosidad
		Cuerpo, mente y espíritu equilibrados a través del trabajo terapéutico que incluye la relajación mental, la contemplación, meditación, el ejercicio y conectar cerebro y cuerpo para trabajar deficiencias de nuestro organismo.
Zinc, Magnesio Hierro, Selenio Cobre	Productos de su preferencia	Masajea el cuero cabelludo para mejorar la circulación sanguínea.
		Evita procesos químicos de belleza extremos.

Síntomas asociados a la menopausia	Alimentos	Suplementos de Vitaminas
Insomnio	**Incluye alimentos con triptófano** como el guineo, piña, aguacate, la quenepa, las semillas de girasol y calabaza, chocolate negro, legumbres, garbanzos, lentejas.	Vitamina B$_6$
Resequedad vaginal y falta de la libido	**Consume alimentos ricos en fitoestrógenos.** **Frutas:** limón, naranja, manzana, fresas, arándanos, frambuesas, pasas y dátiles. **Vegetales:** apio, calabaza, brécol, repollo, cebolla y pimientos. **Granos:** garbanzos, lentejas, soya, habas y guisantes. **Semillas:** ajonjolí, girasol, nueces, almendras, pistacho y el maní. **Hierbas:** hinojo, perejil, té verde y té de damiana. **Aceites:** oliva, aguacate	Vitamina E (ED Gamma Mixed natural) oral o tópica (No EDL)
Pérdida de densidad ósea	**Consume** almendras, brécol y semillas de ajonjolí, *cashew* (castaña o pajuil) para aumentar el calcio de forma natural.	Vitamina D$_3$
Eliminación intestinal lenta	**Alimentos prebióticos:** el guineo, pasas, papaya, mango, fresas y manzanas, ajo, cebolla, alcachofas, soya, espárragos, puerro, espinaca, tomate, avena, miel, y mucha agua	

Suplementos de Minerales	Otras ayudas	Otras acciones o comportamientos positivos
Calcio, Magnesio	Melatonina 5 mg	Acostúmbrate a dormir a una hora fija. Cero electrónicos y lucecitas en el cuarto (tápalas).
		Usa antifaz y tapones para los oídos
		Cuerpo, mente y espíritu equilibrados a través del trabajo terapéutico que incluye la relajación mental, la contemplación, meditación, el ejercicio, y conectar cerebro y cuerpo para trabajar deficiencias de nuestro organismo.
n/a	Probióticos (Lactobacilos)	Fortalece el suelo pélvico con ejercicios Kegel.
	Lubricantes e hidratantes vaginales	Practica la conexión entre cerebro y vagina para trabajar deficiencias localizadas en el organismo (neuromedicina).
	Estrógenos vaginales en crema (según recomendado por el ginecólogo).	Practica los baños de asiento con hierbas recomendadas por un conocedor de la materia.
Calcio, Magnesio, y Fósforo (trabajan en conjunto).	Productos de su preferencia	Pequeñas terapias de sol: tomarlo en la mañana (15 minutos, sin protector solar).
		Rutinas de ejercicios
		Recuerda que la absorción de Calcio se ve afectada por el cortisol (se produce bajo estrés) y se elimina a través del riñón, lo cual puede formar piedras.
Magnesio	Probióticos	Camina, rutinas de ejercicios, bebe agua en cantidades suficientes para tu peso, no esperes a tener sed.

Síntomas asociados a la menopausia	Alimentos	Suplementos de Vitaminas
Metabolismo lento, falta de control de peso	**Alimentos termogénicos** aceleran el metabolismo y la combustión de las grasas: jengibre, cayena, pimienta, chiles, canela y guaraná. Ácidos grasos esenciales poliinsaturados (Omega 3) reducen el colesterol y los triglicéridos: salmón, el arenque, las sardinas o la caballa (pescados azules). La chia contiene omega 3 (58-65%).	B_2, B_3 - mejora el funcionamiento de la glándula tiroides y de la digestión B_{12} - Ayuda a eliminar las toxinas.
Olvidos frecuentes	**Consume** frutos secos y semillas: almendra, sésamo Pescados: salmón, arenque, sardinas o pescados azules La chia contiene omega 3 (58-65%). El zinc se encuentra en las setas shiitake, los guisantes o los germinados de soya.	B_1

Suplementos de Minerales	Otras ayudas	Otras acciones o comportamientos positivos
Zinc: estabiliza niveles de glucosa. Calcio: ayuda a quemar grasas Hierro: acelera el metabolismo a nivel celular. Manganeso: ayuda a metabolizar los alimentos.	Omega 3 Aceite MCT (cadena media)	Bajar porciones en el plato alimentario. Eliminar las más temibles: las harinas blancas y el azúcar, o reducirlas al máximo pues favorecen la inflamación. Hacer rutinas de ejercicios, caminar, etc. Bebe agua en cantidades suficientes para tu peso.
Calcio, Magnesio, Zinc	Omega 3	Brain Gym® o neuróbicos Utiliza a diario todos tus sentidos, lee mucho, aprende algo nuevo, escribe con la mano izquierda. Cruza brazos y piernas de los lados contrarios.

Paso 6:
Evalúa los resultados

Es de suma importancia que observes los cambios que estás haciendo, las medidas que estás tomando y cuáles son sus efectos en tu cuerpo, tus síntomas y tu estado de ánimo. Evalúa los resultados y haz los ajustes necesarios hasta que encuentres lo que funciona mejor para ti.

Puntos a recordar

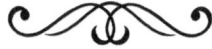

Aquí resumo los pasos para encontrar la armonía del cuerpo, mente y espíritu que te transformarán en una Meno Diosa. Cada paso es un capítulo del libro. Si necesitas reforzar lo que debes hacer en cada paso, vuelve a leer aquello que quieras enfatizar.

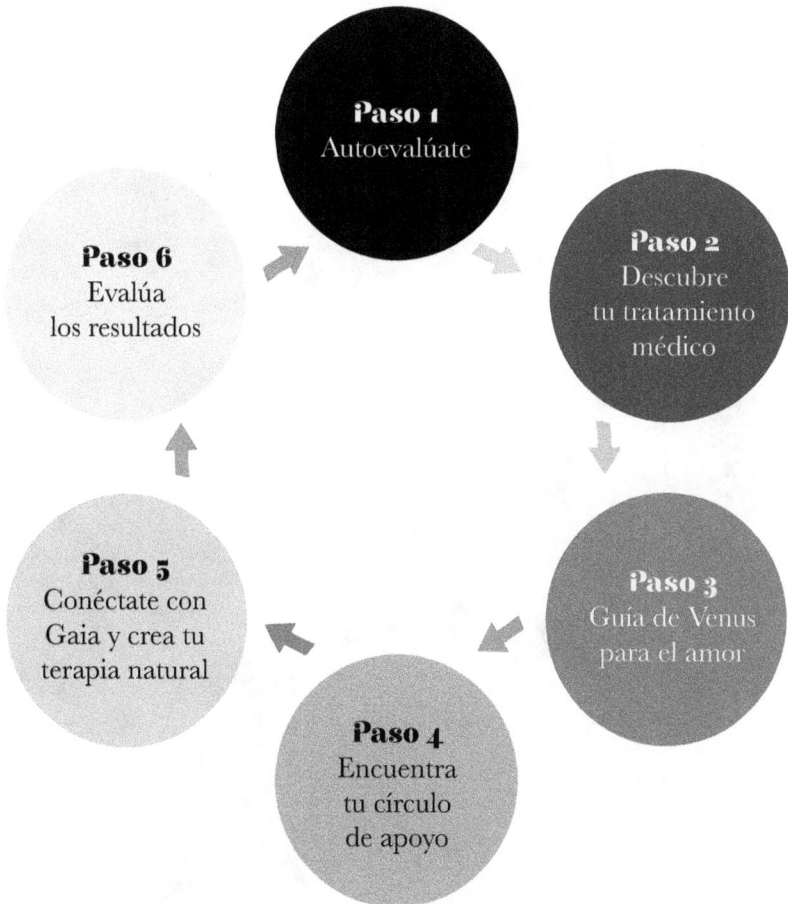

Paso 1
Autoevalúate

Paso 2
Descubre
tu tratamiento
médico

Paso 3
Guía de Venus
para el amor

Paso 4
Encuentra
tu círculo
de apoyo

Paso 5
Conéctate con
Gaia y crea tu
terapia natural

Paso 6
Evalúa
los resultados

Círculo solidario

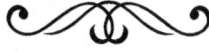

Te invito a que compartas conmigo públicamente a través de un grupo abierto en Facebook llamado *Malditas Hormonas* donde mujeres como tú y como yo aprendemos a cómo ser más solidarias con otras mujeres en la misma etapa. Nos leemos para aprender de las experiencias de otras, compartimos desahogos y recomendaciones, nos reímos para liberarnos de los complejos y nos apoyamos para tomar decisiones que nos lleven a ser embajadoras de la menopausia. Hacemos encuestas de cómo enfrentamos las situaciones del diario vivir y luego publicamos los resultados. Hacemos conferencias virtuales a través de Zoom para dialogar y ventilar los asuntos que nos preocupan y aquellas estrategias que nos dan mejores resultados. Nos apoyamos desde nuestra dimensión solidaria femenina y el conocimiento ancestral de nuestras abuelas. Nos divertimos mucho leyendo nuestras historias, nuestras bromas, recomendaciones de películas y recetas favoritas.

Recuerda, una mujer valora mucho el apoyo de otra mujer, siempre. Durante esta etapa podemos dar rienda suelta a las actividades para reunirnos y apoyarnos. ¡Siempre solidarias! Te veo en mi grupo de amigas *¡Malditas Hormonas!* para contestar tus preguntas y ser más felices.

Manifiesto
para una Meno Diosa

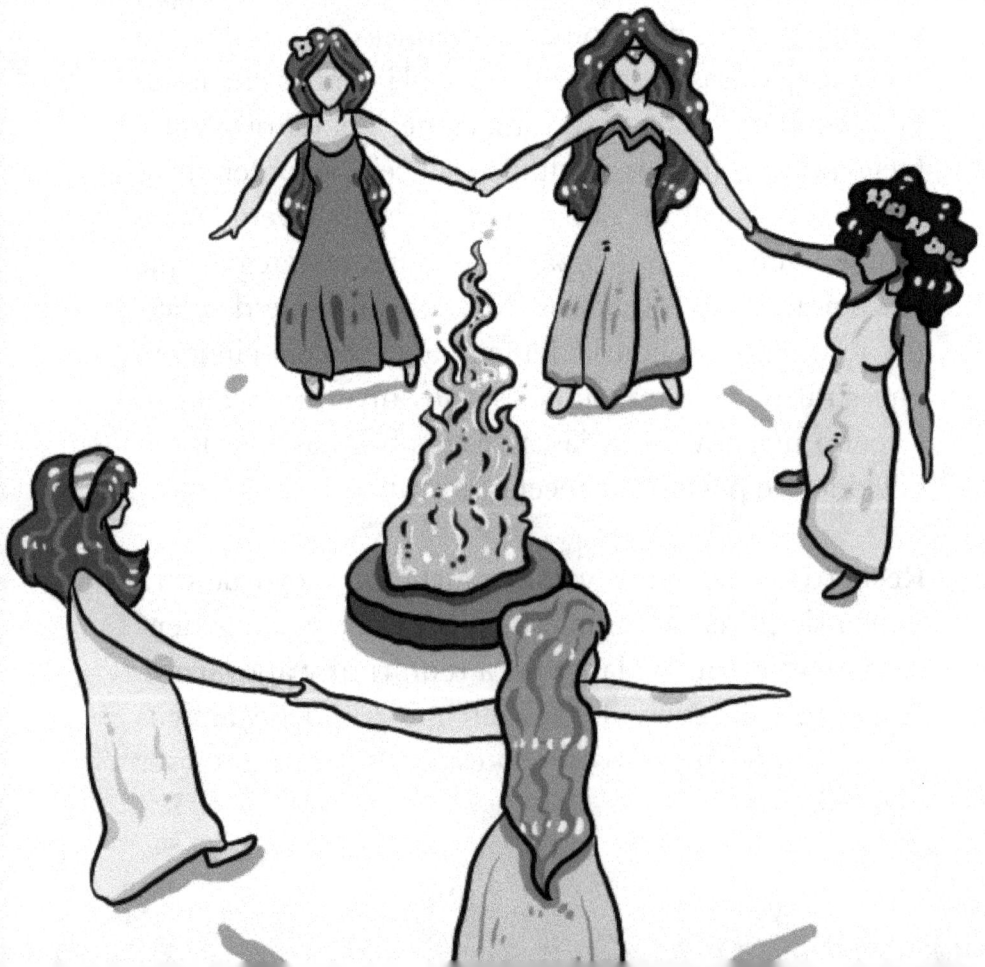

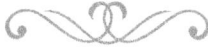

«Nosotras, mujeres en transformación constante, declaramos ser embajadoras sabias y poderosas para generar la solidaridad femenina que redima toda represión histórica y social; reclamamos la libertad de expresión ante los cambios de la vida. Vibraremos más alto honrando nuestra naturaleza corporal y caminaremos firmes y seguras al convertirnos en Meno Diosas por nuestra felicidad, la de nuestras hermanas y nuestras hijas, así como por la de todas las futuras generaciones de mujeres».

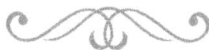

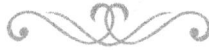

El Día Internacional de la Menopausia es el 18 de octubre, el cual fue declarado en el 2000, según acordado por la Sociedad Internacional de la Menopausia de Inglaterra (IMS, por sus siglas en inglés) y la Organización Mundial de la Salud (OMS). Este día tiene el objetivo de crear consciencia sobre la necesidad de prestar atención a la salud de la mujer y prevenir las condiciones asociadas con esta etapa.

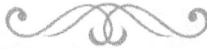

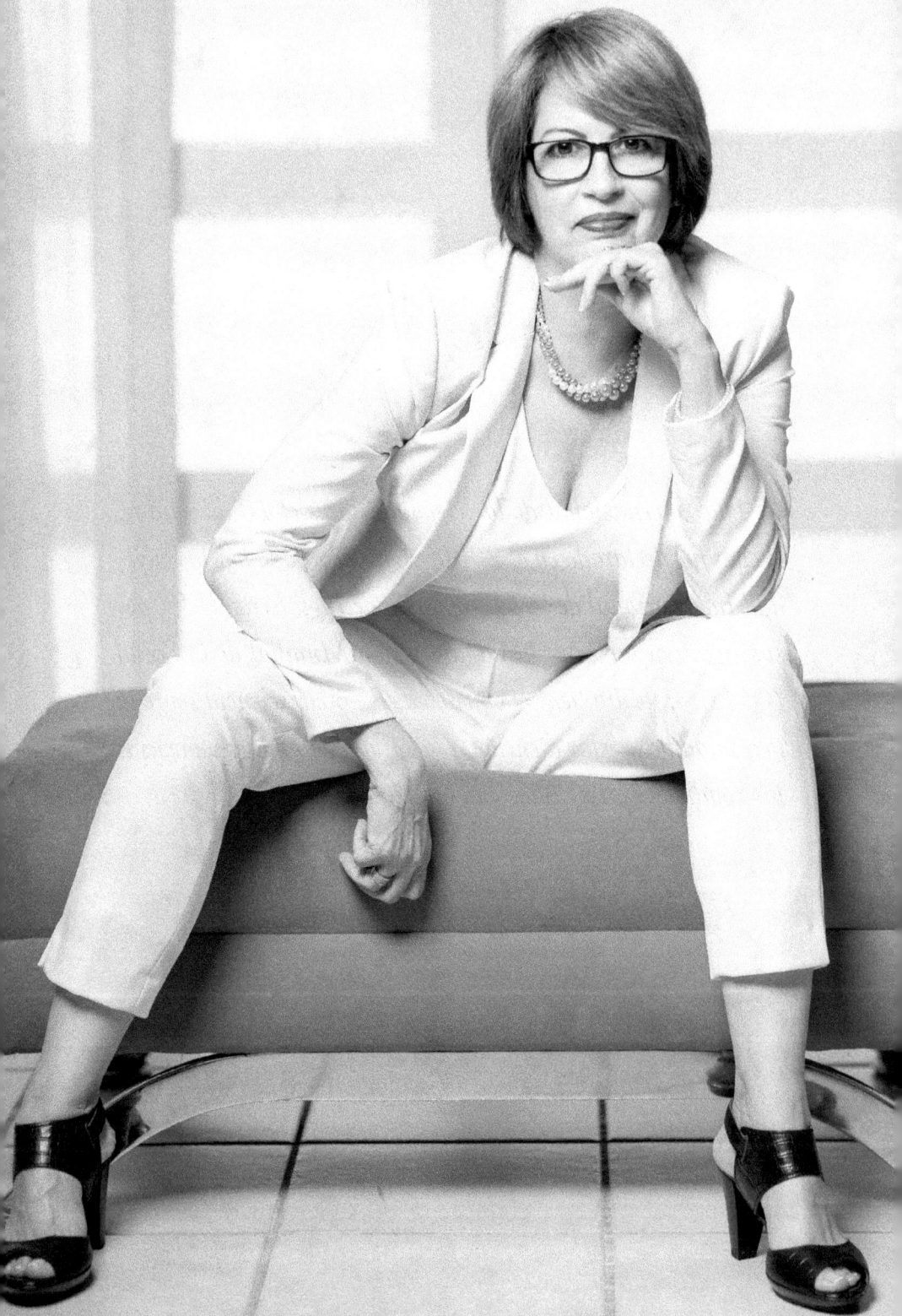

Sobre la autora

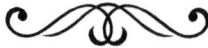

La doctora María Calixta Ortiz-Rivera, nativa de Puerto Rico, es epidemióloga y se desempeña como catedrática asociada en la Universidad Ana G. Méndez, en San Juan, Puerto Rico. Es editora certificada por la Universidad de Puerto Rico desde el 2007; fue editora en jefe del periódico *La Regata*, durante 20 años, y publica la revista *Perspectivas en Asuntos Ambientales* desde el 2012. Fue galardonada con el Premio Kika de la Garza, en el 2019, por el Departamento de Agricultura Federal, en Washington D. C. Durante la pandemia COVID-19, se destacó por sus intervenciones en distintos medios de radio y televisión y las columnas de opinión en el periódico *El Nuevo Día*. Su pasión por investigar y escribir sobre las percepciones de la mujer se manifestó en su disertación doctoral cuando evaluó estadísticamente los determinantes sociales, económicos y ambientales que perciben las mujeres adultas y cómo estos están relacionados al asma activa; la misma fue publicada bajo el *Journal Sage Open Medicine*.

Enlaces de información

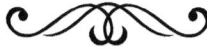

$$\sim\!\!\!\infty\!\!\!\sim$$

Organizaciones, Institutos o páginas sobre la menopausia	Enlaces para búsqueda de información
American Association of Clinical Endocrinologists	https://www.aace.com
American College of Obstetricians and Gynecologists	https://www.acog.org
Asociación Internacional de la Menopausia	https://www.imsociety.org
Asociación para el Estudio de la Menopausia	http://aeem.es
Centro Nacional de Información sobre la Salud de la Mujer (NWHIC).	www.womenshealth.gov
Centro Nacional de Salud Complementaria e Integrativa (NCCIH)	nccih.nih.gov
Instituto Nacional sobre el Envejecimiento (NIA)	www.nia.nih.gov
MedlinePlus	www.medlineplus.gov
North American Menopause Society	www.menopause.org
PubMed®	www.ncbi.nlm.nih.gov/pubmed

Referencias

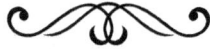

Agarwal, A. K., Kiron, N., Gupta, R., & Sengar, A. (2019). A cross-sectional study for assessment of menopausal symptoms and coping strategies among the women of 40-60 years age group attending outpatient clinic of gynecology. *International Journal of Medicine and Public Health*, 9(1). http://doi.org/10.5530/ijmedph.2019.1.4

Álvarez-Calatayud, G., Suárez, E., Rodríguez, J. M., & Pérez-Moreno, J. (2015). La microbiota en la mujer; aplicaciones clínicas de los probióticos. *Nutrición Hospitalaria*, 32(1). http://doi.org/10.3305/nh.2015.32.sup1.9481

Barthalow-Koch, P., & Kernoff-Mansfield, P. (2008). Facing the unknown. *Women & Therapy*, 27, 179-194. https://doi.org/10.1300/J015v27n03_13

Blanchflower, D. G., & Oswald, A. J. (2008). Is well-being u-shaped over the life cycle? *Social Science & Medicine*, 66(8), 1733-1749. http://doi.org/10.1016/j.socscimed.2008.01.030

Brotman, R. M., Shardell, M. D., Gajer, P., Fadrosh, D., Chang, K., Silver, M., Viscidi, R. P., Burke, A. E., Ravel, J. & Gravitt, P. E. (2014). Association between the vaginal microbiota, menopause status, and signs of vulvovaginal atrophy. *Menopause*, 21(5), 450-458. https://www.ncbi.nlm.nih.gov/pubmed/24080849

Caçapava-Rodolpho, J. R., Cid-Quirino, B., Komura-Hoga, L. A., & Lima-Ferreira Santa Rosa, P. (2016). Men's perceptions and attitudes toward their wives-experiencing menopause. *Journal of Women & Aging*, 28(4), 322-333. https://doi.org/10.1080/08952841.2015.1017430

Caico, C. (2013). Do perimenopausal and menopausal symptoms affect the marital relationship? *Journal of Research in Nursing*, 18(3), 204-215. https://journals.sagepub.com/doi/abs/10.1177/1744987111410659

Carvajal-Lohr, A., Flores-Ramos, M., Marín-Montejo, S. I., & Morales-Vidal, C. G. (2016). Los trastornos de ansiedad durante la transición a la menopausia. *Perinatología y Reproducción Humana*, 30(1), 39-45. https://doi.org/10.1016/j.rprh.2016.03.003

Christianson, M. S., Ducie, J. A., Altman, K., Khafagy, A. M., & Shen, W. (2013). Menopause education: Needs assessment of American obstetrics and gynecology residents. The John Hopkins University School of Medicine. *Menopause*, 20(11), 1120–1125. http://doi.org/10.1097/GME.0b013e31828ced7f. PMID: 23632655

Colegio Americano de Obstetras y Ginecólogos. (2019). *Los años de la menopausia.* Panfleto SP047. https://www.acog.org/Patients/Search-Patient-Education-Pamphlets-Spanish/Files/Los-anos-de-la-menopausia?IsMobileSet=false

Colvin, A., Richardson, G. A., Cyranowski, J. M., Youk, A., & Bromberger, J. T. (2017). The role of family history of depression and the menopausal transition in the development of major depression in midlife women: Study of Women's Health across the Nation Mental Health Study (SWAN MHS). *Depression and anxiety*, 34(9), 826-835. https://www.ncbi.nlm.nih.gov/pmc/articles/PMC5585035/pdf/nihms871788.pdf

Díaz-Yamal, I., & Munévar-Vega, L. (2009). Phytoestrogens: A topic review. *Revista Colombiana de Obstetricia y Ginecología*, 60(3), 274-280. http://www.scielo.org.co/pdf/rcog/v60n3/v60n3a08.pdf

Duffy, J. F. & Czeisler, C. A. (2009). Effect of light on human circadian physiology. *Sleep Medicine Clinics*, 4(2), 165–177. https://www.ncbi.nlm.nih.gov/pmc/articles/PMC2717723/pdf/nihms128437.pdf

Duffy, O., Iversen, L., & Hannaford, P. C. (2011). The menopause, 'it's somewhere between a taboo and a joke'. A focus group study. *Climacteric*, 14(4), 497-505. http://doi.org/10.3109/13697137.2010.549974

Dutta, C. & Joffe, H. (2017). *Tratamiento para la menopausia*. Office of Women Health, Departamento de Salud y Servicios Humanos de EE. UU. https://espanol.womenshealth.gov/menopause/menopause-treatment

Goluch-Koniuszy, Z. S. (2016). Nutrition of women with hair loss problem during the period of menopause. *Przeglad menopauzalny= Menopause Review*, 15(1), 56. http://doi.org/10.5114/pm.2016.58776

Corbella, M. J. G. (2007). La alimentación y el sueño: estrategias nutricionales para evitar el insomnio. *Offarm: Farmacia y Sociedad*, 26(2), 77-84. https://www.elsevier.es/es-revista-offarm-4-pdf-13099400

González, D. L., González, J. L., & Guerrero, M. L. (2006). Estereotipo psico-socio-cultural de la menopausia en mujeres rurales. *Enfermería Global*, 5(2). http://revistas.um.es/eglobal/article/view/296/275

Green, R., Polotsky, A. J., Wildman, R. P., McGinn, A .P., Lin, J., Derby, C., Johnston, J., Ram, K. T., Crandall, C. J., Thurston, R., & Gold, E. (2010). Menopausal symptoms within a Hispanic cohort: SWAN, The Study of Women's Health across the Nation. *Climacteric*, 13(4), 376-384. https://doi.org/10.3109/13697130903528272

Kraft, S. (2018, January 11). *What's to know about atrophic vaginitis? Medical News Today.* https://www.medicalnewstoday.com/articles/189406.php

Kroenke, C. H., Kubzansky, L. D., Schernhammer, E. S., Holmes, M. D., & Kawachi, I. (2006). Social networks, social support, and survival after breast cancer diagnosis. *Journal of Clinical Oncology*, 24(7), 1105-1111. http://doi/org/doi.10.1200/JCO.2005.04.2846.

Lehmann, L., Soukup, S. T., Gerhäuser, C., Vollmer, G., & Kulling, S. E. (2017). Isoflavone-containing dietary supplements. *Bundesgesundheitsblatt, Gesundheitsforschung, Gesundheitsschutz*, 60(3), 305-313. http://doi.org/10.1007/s00103-016-2497-2.

Lugones-Botell, M., & Ramírez-Bermúdez, M. (2008). Apuntes históricos sobre el climaterio y la menopausia. *Revista Cubana de Medicina General Integral*, 24(4), 0-0. http://scielo.sld.cu/scielo.php?script=sci_arttext&pid=S0864-21252008000400016

Mansfield, P. K., Koch, P. B., & Gierach, G. (2003). Husbands' support of their perimenopausal wives. *Women & Health*, 38(3), 97-112. http://doi.org/10.1300/J013v38n03_07

Marenzi, R. (2020). *Los secretos de la oxitocina: La hormona del amor.* Mandiram. https://www.yogaenmandiram.com/oxitocina-amor-yoga/

Martínez-Garduño, M. D., González-Arratia López-Fuentes, N. I., Oudhof van Barneveld, H., & Domínguez Espinosa, A. D. C. (2012). Satisfacción con la vida asociada al apoyo familiar en la perimenopausia y posmenopausia. *Salud Mental*, 35(2), 91-98. http://www.scielo.org.mx/pdf/sm/v35n2/v35n2a2.pdf

Matud-Aznar, M. P., Correa-Reverón, M.C., & García-Pérez, L. (2017). Relevancia de la menopausia y del apoyo social en las diferencias en salud entre mujeres y hombres. *Universitas Psychologica*, 16(1). http://dx.doi.org/10.11144/Javeriana.upsy16-1.rmas

Mayo Clinic. (2019). *Atrofia vaginal.* https://www.mayoclinic.org/es-es/diseasses-conditions/vaginal-atrophy/symptoms-causes/syc-20352288?p=1

Monsalve, C., Reyes, V., Parra, J., & Chea, R. (2018). Manejo terapéutico de la sintomatología climatérica. *Revista Peruana de Ginecología y Obstetricia*, 64(1), 43-50. http://www.scielo.org.pe/scielo.php?pid=S2304-51322018000100007&script=sci_arttext

Montenegro, X. (2004). The divorce experience. Research conducted for American Association of Retired Persons *AARP The magazine*. Washington, DC. https://doi.org/10.26419/res.00061.001

Montoya, S. (2018). Natural remedies for vaginal atrophy. *Medical News Today*. https://www.medicalnewstoday.com/articles/315089.php

Mudd, L., & Shurtleff, D. (2017). *Menopausal symptoms: In Depth*. Document D406. National Institutes of Health, U.S. Department of Health & Human Services. https://nccih.nih.gov/health/menopause/menopausesymptoms#hed3

National Collaborating Centre for Women's and Children's Health (UK). (2015) *Menopause: Full guideline.* London: National Institute for Health and Care Excellence (UK). (NICE Guideline, No. 23). https://www.ncbi.nlm.nih.gov/books/NBK327156/

National Sleep Foundation. (2019). *Menopause and sleep.* https://www.sleepfoundation.org/articles/menopause-and-sleep

Palma, I. (2018). *¿Los fitoestrógenos son disruptores hormonales? CONASI, Vive la Cocina Natural.* [Blog]. https://www.conasi.eu/blog/consejos-de-salud/consejos-de-salud-consejos-de-salud/fitoestrogenos/

Paramsothy, P., Harlow, S. D., Greendale, G.A., Gold, E. B., Crawford, S. L., Elliott, M. R., Lisabeth, L. D., & Randolph Jr, J. F. (2014). Bleeding patterns during the menopausal transition in The Multi-Ethnic Study of Women's Health Across the Nation (SWAN, A prospective cohort study. BJOG: *An International Journal of Obstetrics & Gynaecology,* 121(12), 1564-1573. http://doi.org/10.1111/1471-0528

Pelcastre-Villafuerte, B., Garrido-Latorre, F., & León-Reyes, V. de. (2001). Menopausia: Representaciones sociales y prácticas. *Salud Pública de México,* 43(5), 408-414. http://www.scielo.org.mx/scielo.php?script=sci_arttext&pid=S0036-36342001000500004&lng=es&tlng=es

Pérez-Ramos, F., & Pérez-Cardoso, A. (s. f.). *Conjunto de ejercicios físicos para mejorar la postura corporal de las personas de la tercera edad.* https://www.monografias.com/trabajos85/conjunto-ejercicios-mejorar-postura-corporal-tercera-edad/conjunto-ejercicios-mejorar-postura-corporal-tercera-edad.shtml#Comentarios

Rondon, M. B. (2008). Aspectos sociales y emocionales del climaterio: Evaluación y manejo. *Revista Peruana de Ginecología y Obstetricia*, 54(2), 99-107. https://doi.org/10.31403/rpgo.v54i1096

Rotem, M., Kushnir, T., Levine, R., & Ehrenfeld, M. (2005). *A psycho-educational program for improving women's attitudes and coping with menopause symptoms. Journal of Obstetrics Gynecology Neonatal and Nursing*, 34(2), 233-40. http://doi.org/10.1177/0884217504274417

Sabater, V. (2019). 9 alimentos que aumentan la serotonina y la dopamina. *La Mente es Maravillosa*. Revista de psicología, filosofía y reflexiones sobre la vida. https://lamenteesmaravillosa.com/alimentos-que-aumentan-la-serotonina-y-la-dopamina/

Sánchez-Borrego, R. (2013). *Mujer con cáncer de mama, y menopausia*. Menoguías de la Asociación Española para el estudio de la Menopausia. file:///C:/Users/um_mortiz/Downloads/menoguias-cancer-mama_mujeres-ilovepdf-compressed.pdf

Santoro, N. (2016). Perimenopause: From research to practice. *Journal of Women's Health*, 25(4), 332-339. http://doi.org/10.1089/jwh.2015.5556

Sanz, R. S. (2011). *La menopausia y la edad media de las mujeres: un análisis antropológico*. Universidad de Zaragoza. https://dialnet.unirioja.es/descarga/articulo/206417.pdf

Sherman, S. (2005). Defining the menopausal transition. *The American Journal of Medicine*, 118 (12B), 3S-76. http://doi.org/10.1016/j.amjmed.2005.11.002

Suárez, E., Beltrán, D. A., Daza, M., González, S. P., Guerra, J. A., Jurado, A. R., Ojeda, D., & Rodríguez, J. M. (2012). *La microbiota vaginal: Composición y efectos beneficiosos. Consenso sobre usos de los probióticos en ginecología.* https://semipyp.es/pdf/pub/probiot_vaginales.pdf

Tabuenca, E. (2018). Alimentos que aumentan las endorfinas. https://www.onsalus.com/alimentos-que-aumentan-las-endorfinas-17360.html

The Johns Hopkins University. (2013). *What do ob/gyns in training learn about menopause? Not nearly enough, new study suggests.* https://www.hopkinsmedicine.org/news/media/releases/what_do_obgyns_in_training_learn_about_menopause_not_nearly_enough_new_study_suggests

Torres-Jiménez, A. P., & Torres-Rincón, J. M. (2018). Climaterio y menopausia. *Revista de la Facultad de Medicina UNAM,* 61(2), 51-58. https://www.medigraphic.com/pdfs/facmed/un-2018/un182j.pdf

Wolff, J. (Ago-Sep, 2018). What doctors don't know? *AARP, The Magazine.* https://www.aarp.org

* 9 7 8 0 5 7 8 8 8 4 5 6 1 *